实用砭石疗法

主　　编　　耿引循　谷世喆

编　　委　　耿引循　谷世喆

　　　　　　宋鹏远　胡　波

　　　　　　耿乃光　张维波

　　　　　　王　琛　于　娟

名誉编委　　施乃康

学苑出版社

图书在版编目（CIP）数据

实用砭石疗法 / 耿引循，谷世喆主编. —北京：学苑出版社，2007.4（2018.4 重印）

ISBN 978-7-5077-2839-2

Ⅰ.实…　Ⅱ.①耿…②谷…　Ⅲ.石-中医疗法　Ⅳ.R244.9

中国版本图书馆 CIP 数据核字（2007）第 040940 号

责任编辑：付国英

出版发行：学苑出版社

社　　　址：北京市丰台区南方庄 2 号院 1 号楼

邮政编码：100079

网　　　址：www.book001.com

电子信箱：xueyuanpress@163.com

销售电话：010-67601101（销售部）、67603091（总编室）

经　　　销：新华书店

印 刷 厂：北京市京宇印刷厂

开本尺寸：890×1240　1/32

印　　　张：7.25

字　　　数：160 千字

印　　　数：48001—50000 册

版　　　次：2007 年 4 月第 1 版

印　　　次：2018 年 4 月第 15 次印刷

定　　　价：39.00 元

祝贺中国针灸学会砭石与刮痧专业委员会成立

发展非药物疗法

增进全人类健康

王雪苔

二零零六年十二月於北京

序

　　20 世纪 90 年代，中医传统五大医术之一的砭石疗法在沉寂了两千年后被重新挖掘出来。这项挖掘工作是由一些非中医界的人士最先开展起来的。中国针灸学会了解到这一情况后，立刻成立了砭石分会筹备组，领导了该项工作，通过在中国中医科学院的直属医院和北京中医药大学临床基地等正规中医医疗机构观察砭石的临床疗效，摸索和积累了很多经验。今天很高兴读到了中国中医科学院西苑医院耿引循主任医师和北京中医药大学谷世喆教授合编的《实用砭石疗法》，感到当初的目标基本实现了。新砭石疗法经过几年的摸索和对大量病例的观察总结，其临床应用方法已经比较系统地汇集在这本书中。《实用砭石疗法》在砭石操作手法和常见疾病的治疗方面介绍详细，图文并茂，弥补了早期砭石著作临床内容的不足，是砭石医疗工作者的必读之书。

　　目前，砭石疗法已经流传到国内外，中国针灸学会已于今年年初正式批准成立砭石与刮痧专业委员会，《实用砭石疗法》的出版是对委员会的最好支持，它将推动更多的人使用这一既古老又年轻的绿色中医疗法，造福人类健康。

中国针灸学会会长

李水衔

前　　言

砭石疗法列我国古代中医五大疗法之首，是传统上最古老的疗法。自东汉以后，由于砭石匮乏、药物及针具的发展等原因，此疗法沉寂了两千余年。上世纪末，遥感岩石物理技术帮助人类重新找到了制作砭具的佳石——泗滨浮石；又有岩石物理学家耿乃光先生编写了《新砭石疗法》一书，从而将砭石疗法又重新挖掘出来。古老而又崭新的砭石疗法，安全方便，治疗人体许多疾病和亚健康状态都收到了良好的效果，因而受到欢迎。目前中国针灸学会正式成立了砭石与刮痧专业委员会，全国许多地方医院开设了砭石门诊，大批个体行医者也在从事砭疗。砭石疗法专业委员会每年举办 6 期全国砭术培训班，砭石疗法的发展形势大好。同时，砭石疗法也推广到了日本、美国、加拿大、欧洲等世界许多国家，仅在香港注册的中医诊所中，就有十几家诊所应用了砭石疗法。本书的作者经过几年的砭疗实践，结合古书记载和国内外的经验，将砭石疗法的临床操作进行了整理充实。本书对中医基础到临床进行了较系统的论述，介绍了砭石疗法常用操作手法，砭石对内科病 20 种、外科病 21 种、五官科病 1 种、妇科病 2 种、儿科病 2 种等疾病的治疗，以及美容、丰胸等可用的辅助手法，并附照片。其内容严谨，可操作性强。希望本书能对从事砭疗的同行有所帮助。

砭石疗法方兴未艾，我们的工作只是开始，不当之处请不吝指正。感谢耿乃光先生，学苑出版社及陈辉主任编辑的支持与帮助。

耿引循　谷世喆

2006 年 12 月

目　　录

目录

一、传统中医学的完整体系

　　中医学有着悠久的历史，巴甫洛夫说："有了人类就有了医疗活动"。以伏羲为代表的早期畜牧业和以神农为代表的原始农业，可以说是中医药的起源。从最早的神农尝百草一日而遇七十毒开始，中华民族在中医药的发展过程中付出了艰辛的代价。正是由于我们祖先的不断实践，逐渐积累了丰富的经验，形成了独特的传统中医药学。她是我国宝贵文化遗产的重要组成部分，为中华民族的繁衍昌盛做出了巨大贡献。

　　随着时间的推移，西方以牛顿经典力学、微积分方程开始了400余年的科学历程，西医学在西方文化这个大背景中得到了长足的发展。先进的治疗手段、人工合成的大量化学药品，在人类战胜疾病、消灭疾病的过程中发挥了重要作用。但是，与之并存的问题也日益显现，人工药物的毒副作用、日趋恶化的自然环境……使人类在与疾病斗争的征途中又一次把目光投向中国传统医学，希望从中国传统的自然观、诊治观、养生观中得到智慧和启发。特别是进入21世纪以后，崇尚自然、回归自然俨然形成了一种风气。因此，继承和发扬传统中医学的重要性也就不言而喻了。

　　中医学博大精深，中医典籍更是浩如烟海，认真梳理一下中医学的完整体系，可以归纳为五个方面，即：砭、针、灸、药、导引按跷。在《黄帝内经素问·异法方宜论篇》中云："黄帝问曰：医之治病也，一病而治各不同，皆愈何也？岐伯对曰：地势使然也……砭石者，亦从东方来……毒药者，亦从西方来……灸焫者，亦从北方来……九针者，亦从南方来……导引按跷者，亦从中央出也。故圣人杂合以治，各得其所宜"。这一段论述很清楚地从我国的地理分布归纳出东西南北中五个不同地域的五种不同治疗方法，这可以说是中医学的全貌，也可以说是由这五种医术共同构筑了完整的中医体系。

　　然而，在漫长的历史进程中，砭术却逐渐沉寂了，这不能不说是中医学的一个重大损失。今天，我们在多学科的共同努力下，重新将砭术发掘出来，还传统中医学一个完整架构。

二、砭石疗法的古今

（一）古砭疗法

砭石疗法产生于石器时代，是一种用石器治疗疾病的方法。早期人类用石器治病形成了世界上最早的治疗方法之一，即砭石疗法，亦称砭术，所以在《山海经》里有这样的话："医源于砭"。这种以石治病的方法，其起源的具体时期已不易考证，但在石器时代即已用砭石疗病这一事实则是可以确定的。在现存的古代文献中，如韩大服虔氏的《春秋左氏传解》、《南史》、唐代李贤的《后汉书》注、释玄应的《一切经音义》等书均追述了在金属工具出现以前以石治病的传说。从人类学观点来看，这些传说应当是符合客观史实的一种可靠记录，而出土的石器则进一步证实了砭石疗法产生于石器时代的推论是成立的。这些石器中，凡具有圆、钝、平、扁等特征者均可供按、压、揉、搓之用；具有尖、削、细长、针形等特征者，均具有点刺、划刮体表之功能；具有刃口特征者，均可作为切割、放血、排脓之工具。

石器时代的人类最主要的特征，一是用火，一是用岩石制作工具以生存。石器工具除了用于自卫及获取食物外，在人类发展的过程中很自然地将它用于治疗疾病，如将用火烤过的石头放在腹部可以缓解因饮食不当造成的腹痛；用一定形状的石头刮擦叩压体表，可缓解肢体关节的疼痛；用有刃口的石头可以切割排脓治疗痈疡……可以说，砭石疗法的产生是从一种无意识的自发行为逐渐发展成为一种有意识的自觉行动。

当文字出现以后，有关砭石的记载日益增多，比较经典的如

《素问·异法方宜论》中"故东方之域，天地之所始生也。鱼盐之地，海滨傍水，其民食鱼而嗜咸，皆安其处，美其食。鱼者使人热中，盐者胜血，故其民黑色疏理，其病皆为痈疡，治宜砭石，砭石者亦从东方来"，说明了砭石疗法出于东方。在马王堆汉墓《帛书·脉法》中云："用砭启脉者必如式，痈肿有脓，则称其大小而为之砭"，说明人体经脉是在用砭石治病的过程中发现的，从而进一步说明了砭术历史的久远。在《史记·扁鹊仓公列传》里记载："疾之居腠理也，汤熨之所及也；在血脉，针石之所及也；其在肠胃，酒醪之所及也……"，说明古人对用砭石治病有十分明确的定位，即治疗病在血脉。在《黄帝内经太素》中云："气血未盛，未为脓者，可以石熨，泻其盛气也"，强调了砭熨的适应症。在《史记·扁鹊仓公列传》里有一段汉文帝召问淳于意文王患病不起的情况，淳于意告诉汉文帝，文王的疾病与年轻而身体过度肥胖有关，对于肥胖的治疗，"当调饮食，择晏日车步、广志，以适筋骨内血脉，以泻气。故年二十，是谓易贸。法不当砭灸，至气逐"，指出对于 20 岁左右的年轻人来讲，身体肥胖的状况是容易改变的，遗憾的是不应当对他施以砭石和灸疗，以致正气被赶逐，精气神离散而亡，这里指出了砭石治疗的禁忌症。在《古今图书集成·医部全录》中有一段东汉太医丞郭玉论治病之难易的论述，其中谈到"腠理至微，随气用巧；针石之间，毫芒即乖。神存于心手之际，可得解而不可得言也"，这里指出了用针刺砭石这样的外治法也不得有丝毫的误差。在民国时期出版的《砭经》中云："砭之诀：一曰点，点非针也，点其中而不必刺其体；二曰熨，熨似灸也，熨其外而不必灼其肤；三曰摩，摩即按也，摩其周而不必振其骨"，讲述了砭石的几种用法并概括了施术要点。又云"水者，温石于水，以保其热也"，"火者，煨于灰，以传其热也"，介绍了加热砭石的水、火二种具体操作方法。在《史记·扁鹊仓公列传》里更有具体医案，即著名的扁鹊使虢国太子起死回生一案，"扁鹊乃使弟子子阳厉针砥石，以取外三阳五会。有间，太子苏……故天下尽以扁鹊为能生死人。扁鹊曰：'越人非能生死人也，此自当生者，越人能使之起耳。'"这里所讲的厉针砥石，即研磨针石，此石即砭石。

综上所引文献不难看出，古人对砭石疗法从产地到用途、从适应症到禁忌症、从操作方法到具体医案，已形成了一套完整的体系，从而使古砭疗法名副其实地作为构成中医学完整体系的一个组成部分。

（二）古砭疗法的沉寂

1. 社会风气及地域限制

古砭疗法的沉寂，离不开当时的社会风气。从战国至秦汉，医学知识及技能的传授需要通过拜师做出郑重承诺后才能得到，并且好的医方掌握在极少数人手中，称为禁方，轻易不得外传。在《灵枢·禁服篇》中讲到一个叫雷公的学生到黄帝那里求学受业，"通于九针六十篇，旦暮勤服之，近者编绝，久者简垢，然尚讽诵弗置，未尽解于意矣"。他为了弄清书中的方法和道理，就向老师求教，老师告诉他，"此先师之所禁坐私传之也，割臂歃血盟之也。子若欲得之何不斋乎？"也就是说，老师的师傅曾告诫不许公开传授这些医方和医技，要想得到需斋戒，然后用刀割破上臂，把自己的血涂在口唇周围，做出郑重的不公开外传的许诺，老师方可授业解惑。古代的良医多与获得禁方有关，如战国时期的著名医家扁鹊受业于长桑君，传道时长桑君告诉他"我有禁方，年老欲传于公，公勿泄"。扁鹊用砭针等术使虢国太子起死回生成名以后，又将医方医技以同样方式传给了他的弟子子阳、子豹、子同、子明等人。正是由于这样一种授业的社会风气，客观上必然限制了医方医技的广泛传播。

　　两汉时期，中国大地上大致存在五个禁方流派，其中活跃在山东一带的是以太仓公淳于意为首的一派。淳于意生于西汉初年，受业于公孙光和公乘阳庆，在齐国王宫治病成名之后，将医方医技秘密传给了他的弟子。在太仓公传授的内容中即包括砭石疗法。为什么淳于意流派擅用砭术？这是与他生活的地理位置直接相关的。淳于意为齐国都城临淄人，曾任齐国京都粮仓主管，故又称"太仓公"。而据《山海经·东山经》记载："又南四百里曰高氏之山。其上多玉，其下多箴石。诸绳之水出焉，东流注于泽，其中多金玉"。箴石即砭石。又云："又南五百里曰凫丽之山。其上多金玉，其下多箴石。有兽焉，其状如狐而九尾、九首、虎爪，名曰蛊蛭，音如婴儿，是食人"。据张维波先生考证，此二座山均在山东一带①。再看《素问·异法方宜论》中云："东方之域……其病皆为痈疡，其治宜砭石，故砭石者，亦从东方来"。可以说，正是由于砭石产于山东一带，所以山东一带的医家擅用砭石治病，发展到西汉时期，即形成了以淳于意为代表的流派。换言之，也就是说砭石疗法是有一定地域限制的，出产砭石的地方才有可能盛行砭石疗法。

2. 佳石匮乏

　　在人类用砭石治病的过程中，逐渐发现有的石头疗效好，有的石头疗效差，经过上万年的医疗实践，优胜劣汰，自然选择了以《山海经·东山经》中记述的高氏之山、凫丽之山上的砭石。《山海经》一书描述了黄河长江流域的广大区域，在有关山的描述中共记载了四百多座山，而产砭石的仅山东的上述二座山，这再次说明了砭石的产地仅山东一带，是受局限的。

---

①　张维波，《山海经》砭石地理考证，砭石疗法，2003，（6）：7

故我们可以得出以下结论：①不是所有石头打磨后都能有良好的医治效果。②只发现山东一带有两座山出产制作砭石的石料。所以说，石料的来源是非常有限的。正因为砭石来源有限，所以东汉学者服虔在解释砭石疗法沉寂时讲到"季世复无佳石，故以铁代之耳"，非常明确地指出，由于找不到制作砭石的好石料，所以只好以金属制品来代替了。

3. 砭与针

《灵枢·九针十二原》说"余欲勿使被毒药，无用砭石，欲以微针，通其经脉，调其血气……"，可知针的前身是砭石。古人用以治病的砭石有多种形状，1963 年内蒙古自治区多伦旗头道洼在新石器时代遗址出土了一根磨制的石针，经鉴定，认为是针的前身砭石。随着冶金术的发明，针具也得到不断地改进，至《内经》时代，才由古代的石针、骨针、竹针而改变为铜针、铁针、金针、银针等金属制品，直到现在的不锈钢针。1978 年在内蒙古自治区达拉特旗树林召公社出土了一根"青铜砭针"，1968 年在河北满城西汉刘胜墓出土了金制、银制医针九根。综上可以看出，针来源于砭。在针出现以后一个相当长的历史时期，砭针是同用的。如扁鹊治疗虢国太子"使弟子子阳厉针砥石，以取外三阳五会"，当太子苏醒后，再以中药外熨内服，这是一个运用砭、针、药综合治疗的著名医案。

当针出现以后，针的发展势头确实远远超过了砭，以致于砭逐渐被边缘化了，这其中的原因除前面讨论到的当时比较封闭的授业风气、砭石发展的地域局限性及佳石的匮乏等因素外，不可否认，针确实有其明显的优势，如针刺取穴更精确、刺激部位更深、酸麻重胀走窜感更强等等，再有一点即针刺的操作与砭石的操作相比节省了大量人力，一个医生可以同时接受几个需要针刺的病人，而砭石的操作则是一对一的，耗时耗力（这也是今天我们许多医院开展砭石治疗受到限制的一个重要原因），但从另一方面来讲，针确实无法取代砭，砭石所特有的物理性质及其对人体产生的作用是针所望尘莫及的。因此，自东汉以后，砭石疗法虽然被边缘化了，但它从来没有消失过，据谷世喆先生考证[①]，金元四大家之一的攻邪学派代表张从正在《儒门事亲》中将砭射列为解表时所用汗法中的一种方法，并列举一小儿面肿赤，两目不开，"以铍针轻砭之，除两目尖处，乱刺数十针，出血五次乃愈"。元代名医罗天益《卫生宝鉴》中"上热下寒治验篇"记载"一患六旬有七，头目赤肿而痛，耳前后肿尤甚，胸中烦闷，咽嗌不利，身半以下皆寒，足胫尤甚，由是以床相接作炕，身半以上卧于床，身半以下卧于炕，饮食减少，精神困倦而体弱"，"脉浮数，按之弦滑"。罗氏认为此乃"上热下寒证"，对于在上之热，用砭刺法在肿处开泄放血，对于在下之寒，灸气海、三里以治足腑冷，亦引导热气下行，并同时用既济解毒汤泻其上热，驱热而下，使病瘥。明代汪机的《外科理例》中有一案"一人年逾五十，患已五日，燃肿大痛，赤晕尺余，重如负石，势炽……遂先砭赤处，出黑血碗许，肿痛背重皆去，更敷神效散及仙方活命饮二剂，创口及砭处出黑血而消"。清代张振鋆在《厘正按摩要术》中将砭术作为其二十八法中的一法，"一砭赤游丹也。丹毒赤肿，先以水漱口，恶血各聚一处，用细瓷一片击碎取锋芒者，将箸头劈破夹定，以线缚之，左手二指捻定，右手各取一箸，将锋芒对恶血处，轻轻击破，血出后以玉红膏封之"。以上所列为历代医书中记载的砭石疗法，内容十分丰富。

流传在民间的砭术亦不少见。如山东烟台张朝阁先生祖传用砭仓疗法治疗再生障碍性贫血，对此张维波先生一行于2002年8月专程进行了实地考察。用砭石刺入皮肤启脉排脓的疗法在

---

① 谷世喆，砭石与砭术，美中医学，2005，2（5）：1—4

《马王堆帛书》及《黄帝内经》中多次提到，但现在已无人使用。张朝阁先生祖传的砭仓疗法属于目前唯一发现的砭刺法的一种，堪称中医疗法的活化石。砭仓疗法不仅再现了远古时代的古中医医术，而且诠释了建立在这一疗法基础上的中医概念，使许多争论不休的问题迎刃而解。更为重要的是，砭仓疗法疗效奇特，对难治的血液病显示出很好的疗效，让我们见到了真正古中医的巨大威力。又如山东青岛岳氏家族世代相传用砭石养生治病，岳氏传人岳峰先生从事砭术医疗五十多年，其祖辈从事砭术医疗可追溯到五代以前。岳峰先生已为"岳氏九砭"申请了专利。所谓九砭，一指多种用于保健、医疗的砭石、砭具，包括砭镰、砭斧、砭锥、砭棒、砭砧、砭球、砭滚、砭子儿、砭磁；一指多种进行砭疗的方式方法，包括点、压、摇、切、划、刮、拍、揉、擦。四川省张斯特先生家族为砭石疗法世家，四川张氏砭术可追溯到五代以前，张氏砭术对内、外、妇、儿、伤科多种疾病有良好疗效，尤其对颈、肩、腰、腿疼痛及各种瘫痪疗效更为显著。2003年张斯特先生在江苏省泰兴市成立了砭术综合疗法专科医院——江苏泰兴小儿脑瘫康复医院，这是全国首家砭术综合疗法专科医院，占地 19 亩，设立了砭刺室、砭术易筋矫形室、砭摩室、砭术热传导室、砭术药物贴导室等。

（三）新砭石疗法

1978 年山东省滕县出土了一套 13 枚的战国时代编磬，这套编磬中有 11 枚完好，敲击时发出的声音十分优美。山东省音乐教师杨浚滋先生为了配齐这套编磬，用了几年时间走遍了古泗水流域的山岭，终于找到了消失 2000 年的泗滨浮石，恢复了古编磬的完整。这项成果于 1986 年通过文化部鉴定，获得文化部的科技成果奖。在 1987 年中国首届艺术节上，我国古老的泗滨浮磬向全世界发出它庄严美妙的声音。也正是杨浚滋先生的工作使人们重新看到并获得泗滨浮石。

我国著名岩石物理学家耿乃光先生出身中医世家，北京大学地球物理系毕业，日本东京大学地球物理系研究生毕业，又潜心研究岩石30余年，开创了"遥感岩石物理学"新学科。1984年耿先生在四川省对一处石器时代遗址进行考察时发现了一块砭石，由此引起了先生对砭石乃至中医的许多思考，如什么是砭，它的内容有哪些；砭术的起源与发展过程是怎样的；砭术是什么时候失传的，失传的原因是什么；现今有没有必要发掘砭术；发掘砭术的关键是什么等等。10余年来，先生一直在工作之余研究什么样的石头适合做砭具，经认真考证与研究，先生提出了适合做砭具佳石的石料的三个标准：①在成分方面应含有对人体有益的元素而不含对人体有害的物质。②在结构方面应属细晶岩或粉晶岩类以保障其质地细腻，与人体摩擦使人感到舒适。③对人体有独特的生物物理效应。具备条件①的岩石已被人们发现了许多，这类岩石已广泛用于矿泉壶的制作；具备条件②的岩石也被人们发现了多种，这类岩石被人们用来制作各种按摩工具；但同时具备上述三个条件的石料一直没有找到。

在对出土砭具和民间石疗工具进行了大量研究以后，先生又转向古典文献的研究。在我国最古的史籍《尚书》中记载了一种神奇的岩石——泗滨浮石，它是古代制作石磬的材料。《虞夏书·禹贡》记载："海、岱及淮惟徐州：……厥贡……泗滨浮磬……。"说的是大禹治水成功，代舜为帝，将天下分为九州，泗滨浮磬是当时规定的徐州的贡品之一。泗滨浮磬的原料出自泗水之滨，这种岩石叫做泗滨浮石。泗滨浮石是我国最早被命名的岩石，命名时间在距今4000多年以前。泗滨浮磬历来都是王朝的圣物、寺观的法器，有着极其丰富的文化内涵。随着时代的变迁，泗滨浮磬从人间消失了，它的材料泗滨浮石也不见踪影。

正在先生积极寻找制作砭具的佳石的时候，传来了山东杨浚滋先生找到泗滨浮石的消息。那么泗滨浮石会不会就是制作砭具的佳石呢？先生和他的团队利用主持"遥感用于地震预报的基础实验研究"的国家课题之便，对全国几十种岩石进行物理力学参数的测量与对比研究，在一年多的时间里进行了大量科学检测工作，包括主要成份分析、微量元素与稀土元素分析、放射性物质含量分析、薄片显微鉴定、物理力学参数的检测、超声波检测、感应增温效应检测、红外辐射波谱的测定等。一系列的科学检测表明，泗滨浮石以其"微晶、超声、远红外"三大特点，居一切岩石、矿物之冠，被认定为首选的砭具佳石。它的手感涩中有滑、硬中有软、凉中有温，它的物性全部满足了前面提到的制作砭具佳石的三个条件。于是，以泗滨浮石为原料的各式砭具问世了。在先生的倡导下，岩石物理学家、医史学家、针灸学专家、生物物理学专家、临床医学家等联合协作，在上世纪末，沉寂了2000年的砭石疗法终于掀开了新的一页——新砭石疗法正式问世了。目前全世界已有上百家医院、诊所开展了砭石门诊，十多个国家和地区建立了砭石学术团体和研究机构，砭石临床研究已有两个课题在国家中医药管理局立项，已经召开过三届全国性的砭石疗法学术研讨会，2006年12月，经中国科协、民政部批准，正式成立了中国针灸学会砭石与刮痧专业委员会。古老的砭石疗法在现代科学研究基础上得以新生，新砭石疗法正在为现代人的医疗保健发挥越来越大的作用。

二、砭石疗法的古今

三、制作砭具的佳石——泗滨浮石

（一）泗滨浮石的成因

泗水流域的山东段在山东省中南部，中国地质地矿专家认为，距今约 5～7 亿年前地区处于深海地质条件，以后由于冰川造山运动抬升而形成海相碳质泥岩，大约在距今约 6500 万年前的古生代末期的白垩纪，一颗直径约 10 公里的铁质陨星在鲁西南地区的泗水流域与地面相撞，并发生巨大爆炸。在爆炸之前，陨星经过地球大气层的爆燃形成等离子锥体，钻入地下爆炸激起冲击压缩波，地表岩石剥离升空形成痂片，在高温高压等离子体的熏蒸下，渗入了陨星粉末中含有的大量稀有金属元素。岩石碎片在快速冷却过程中形成微晶结构，散落地面。它经历了漫长的地质历史时期的渐变和陨星冲击瞬间的突变，并因其浮在当地巨厚层石灰岩之中，故称为"泗滨浮石"。

（二）泗滨浮石的理化特性

2005 年北京耿乃光物性检测技术研究中心主持了泗滨浮石物理化学性质参数复测工程。参加单位有核工业地质分析测试研究中心、中国地震局地球物理研究所、中国航天科工集团二院二零七所。

核工业地质分析测试研究中心检测四项泗滨浮石化学性质参数，包括：①放射性核素镭-226、钍-232 和钾-40 的放射性比活度；②化学全分析、硫元素含量；③微量元素（47 项）含量；

④砷、锑、铋、汞含量。

化学分析表明：①泗滨浮石天然放射性核素镭-226、钍-232、钾-40的放射性比活度内照射指数和外照射指数都很低。内照射指数为新国家标准 A 类石材限量的 1/23，外照射指数为新国家标准 A 类石材限量的 1/30。②泗滨浮石中国家标准规定限量的铅、镉、铬、汞、砷 5 种有害物质的含量也都很少。铅含量为国标限量的 1/32，镉含量为零，铬含量为国标限量的 1/16，汞含量为国标限量的 1/100，砷含量为国标限量的 1/50。故泗滨浮石完全符合新的国家安全标准。

中国地震局地球物理研究所测量两项泗滨浮石物理性质参数，包括：①泗滨浮石的显微检测；②泗滨浮石的超声波参数检测。证明泗滨浮石的主要矿物成分为方解石微晶，晶粒尺度小于 0.03 毫米，体积含量占 99% 以上。泗滨浮石中有不同地质时期形成的剪性微断层，呈共轭状或雁列状。还有一组一次形成的张性微断层。

中国航天科工集团二院二零七所检测泗滨浮石的红外辐射波谱范围能达到 $15\mu m$ 以上。

泗滨浮石的物性检测表明，泗滨浮石的矿物结晶颗粒度、砭石摩擦人体产生的超声脉冲事件次数和辐射的红外波谱带宽最大波长三项指标均达到北京耿乃光物性检测技术研究中心制定的砭石和砭具标准（GWJ 001-2005）规定的 A 级砭石的标准，按照该砭石和砭具标准的砭石综合等级分级标准，泗滨浮石被定为 3A 级砭石。

（三）泗滨浮石的最新研究进展

在检测泗滨浮石的理化特性的基础上，专家还研究了泗滨浮石对人体和动物生理指标的影响。

1. 感应增温效应检测

中国科学院遥感应用研究所的支毅乔和崔承禹等进行了泗滨浮石对人体影响的红外遥感检测，具体的做法如下：受检人在室内静坐，等到身体状态和心情稳定后开始受检。检测开始后，用红外热像仪观测记录受检人面部或手部的红外热像。结果表明，在长达 5 分钟以上的时间内人的受检部的红外热像稳定不变。然后将泗滨浮石块移近人体受检部位，人体受检部位开始出现增温现象。约半小时后增温达到最高值。对 13 人进行了检测，增温幅值因人而异，一般在 0.5℃～2℃ 之间。但有 2 人体温未增，反而减低了 0.5℃～2℃。

中国中医科学院针灸研究所张维波等进行了泗滨浮石感应增温的动物实验。做法是先将实验动物小猪麻醉，然后用多点温度计测量小猪躯体上多处的体温，等到温度稳定后将泗滨浮石块放到一个温度测点附近，这一点的温度逐渐增高而其它测点温度保持不变。约 1 小时后增温达到最高值，增温幅值为 1℃ 左右。对动物实验的结果与上述对人体的实验结果相一致。两者相比，小猪受检部位增温过程较慢，增温幅值较低。这可能是由于对小猪的实验是在麻醉状态下进行的缘故。

中国中医科学院针灸研究所孟竞璧等用红外热像仪观察了泗滨浮石对家兔的影响。得到的结论是：通过砭石感应法治疗，家兔体表温度有所升高。

2. 砭石疗法迎随补泻对经皮二氧化碳释放量影响的观察

中国中医科学院针灸研究所田宇瑛和张维波使用泗滨浮石砭具对 20 例健康人的肺经鱼际到尺泽、胆经阳陵泉到丘墟、三焦经阳池到天井、脾经的商丘到阴陵泉等四段经脉进行顺经脉流注补法和逆经脉流注泻法的推刮治疗，并用微量二氧化碳测定仪测量治疗前后的经皮二氧化碳释放量。结果表明，使用补法的经皮二氧化碳释放量显著升高，而泻法变化不明显。说明砭石疗法对人体经皮二氧化碳释放这一新陈代谢指标有影响。

3. 泗滨浮石对人体微循环的影响

中国中医科学院针灸研究所张维波、田宇瑛和李宏使用瑞典Perimed 公司生产的 Periscan PIM Ⅱ型激光多普勒灌注成像仪观测了泗滨浮石手镯对手部皮肤微循环血流影响。试验结果是：血流明显增加者占 50％，无明显变化者占 17％，下降者占 33％。他们认为，泗滨浮石对微循环血流量基础值低的人群，有增加血流量的作用；而对微循环血流量基础值高的人群则没有影响，甚至会降低微循环血流量。

中国中医科学院针灸研究所孟竞璧、王援朝和徐青燕使用WX-753B 型显微录像系统观测了泗滨浮石对左手无名指甲襞微循环的影响。试验结果是：血流动态加快者占 50％，不变者占30％，血流动态减慢者占 20％。

以上两个课题组用不同方法研究泗滨浮石对人体微循环的影响，得到了一致的结论：泗滨浮石对 50％的人群有加快微循环血流量的作用。

（四）砭石和砭具标准

为确保向研究砭石疗法的学术机构、开展砭石疗法门诊的医院和诊所以及广大砭石用户提供安全、合格的砭石和砭具产品，为使新兴的砭具制造业在选择砭石材料和制造砭具时有科学的且具有可操作性的依据，北京耿乃光物性检测技术研究中心制定了砭石标准（Q/XC GWJ 001-2005）和砭具标准（Q/XC GWJ 002-2005）。

2001 年 12 月 10 日，国家质量监督检验检疫总局发布了建筑材料放射性核素限量的新国家标准 GB6566-2001。其中规定："装修材料中天然放射性核素镭-226、钍-232、钾-40 的放射性比活度同时满足 IRa≤1.0 和 Ir≤1.3 要求的为 A 类装修材料。A 类装修材料产销与使用范围不受限制。"砭石标准（Q/XC GWJ 001-2005）将此限量减半，规定 IRa≤0.5 和 Ir≤0.6 为砭石的放射性核素限量。国家标准 GB18584-2001 和 GB7916-2001 还分别给出了室内装饰装修材料木家具中有害物质限量和化妆品卫生标准。其中规定了铅（Pb）、镉（Cd）、铬（Cr）、汞（Hg）、砷（As）等 5 种有害物质的限量。砭石标准（Q/XC GWJ 001-2005）将此两国标规定的有害物质限量再行减半。规定铅含量≤20μg/g、镉含量≤35μg/g、铬含量≤30μg/g、汞含量≤0.5μg/g、砷含量≤5μg/g 为砭石的有害物质限量。

砭石标准（Q/XC GWJ 001-2005）依据砭石的矿物结晶颗粒度将砭石分为三个等级：A 级，粒度＜0.05 毫米；B 级，粒度＜0.1 毫米；C 级，粒度＜0.5 毫米。

按砭石摩擦人体产生的超声脉冲事件次数将砭石分为三个等级：A 级，＞3000 次；B 级，＞2000 次；C 级，＞1000 次。

按砭石辐射的红外波谱带宽最大波长将砭石分为三个等级：A 级，＞15μm；B 级，＞14μm；C 级，＞13μm。

在以上三个分级基础上，提出了砭石综合等级分级标准，将砭石分为 C 级、B 级、A 级、2A 级和 3A 级，共五个等级。北京耿乃光物性检测技术研究中心销售的砭具产品所选用的砭石为泗水流域山东段的泗滨浮石（地表石），属于 3A 级砭石。

在临床实际应用上，中华人民共和国国家食品药品监督管理局要求外用接触皮肤的医疗器材工具必须符合国家标准 GB16886 制定的企业标准 YZB/京-0408-2006，即：①细胞毒性反应不得超过 1 级；②无皮肤刺激反应；③无致敏反应。

所以凡购买及使用砭石和砭具应注意以上标准。

（五）用泗滨浮石制作的多种砭具

依照砭具对人体的作用、功能和安全程度将砭具大致分为三类。

第一类砭具——按摩砭具

用于按摩、点穴，在正常使用过程中不会对人体造成伤害。按摩砭具的特点是：①应用砭石的物理特性，对人体进行宏观按摩（力学按摩）和微观按摩（超声按摩）；②依靠人体的自身体温加热砭石；③设计成各种形状，便于安全、有效地进行按摩。

常见的类型有：砭球、砭砧、椭圆砭石、砭棒、砭锥、砭板。

第二类砭具——温熨砭具

用于热疗、热敷，其形状确保这类砭具不会对人体造成机械伤害，但在使用过程中应注意防止烫伤。温熨砭具的特点是：①应用砭石的远红外特性，对人体进行红外理疗；②采用各种方法加热砭具，以适当增强其远红外辐射强度。

常见的类型有：砭块、复扣热水袋、复扣电热宝、电热砭。

第三类砭具——割刺、罐疗砭具

用于排脓、刺穴、放血、挑痧、刮痧和罐疗。割刺、罐疗砭具的特点是：①应用砭石的物理特性对人体进行治疗；②使用割刺、罐疗砭具会对人体造成轻微损伤。

常见的类型有：砭刀、石针、砭罐、砭石刮痧板。

砭石的其他制品，包括服饰（砭石扣、砭石手镯、砭石手串、砭石项链、砭石戒指和砭石佩），用具（泗滨浮印、泗滨浮砚、泗滨浮石镇纸、砭石梳）和乐器（泗滨浮磬、石琴）。

下面再介绍一些常用的砭石用具。

（1）砭铲：砭铲长110毫米，宽55毫米，厚10毫米，重

130 克。适用于刮法和擦法。

（2）砭镰：砭镰长 200 毫米，宽 55 毫米，厚 10 毫米，重 150 克。适用于刮法、擦法、抹法和缠法。

（3）砭板：常用的砭板有鱼形砭板、肾形砭板两种。鱼形砭板的外形与短砭镰相同，差别是短砭镰凸边厚凹边薄，鱼形砭板凸边薄凹边厚。肾形砭板呈肾形。砭板用于刮法和擦法。鱼形砭板还可用于点法和划法。

砭板的尺度和重量如下：

品　　名	尺度（毫米）	重量（克）
大鱼形砭板	120×60×10	110
小鱼形砭板	100×50×10	80
肾形砭板	90×40×8	60

（4）椭圆砭石：椭圆砭石长 120 毫米，宽 70 毫米，厚 20 毫米，重 250 克。用于砭术摩法、擦法、叩法、刮法、温法和清法。

（5）砭砧：砭砧长 85 毫米，宽 50 毫米，厚 18 毫米，重 220 克。用于砭术摩法、擦法、叩法、刮法、点法、揉法、温法和清法。

（6）砭锥：砭锥用于砭术的按穴点法，还可用于擦法和滚法。

砭锥的尺度和重量如下：

品　　名	尺度（毫米）	重量（克）
大 砭 锥	Φ30×120	200
小 砭 锥	Φ15×100	40

（7）砭棒：砭棒是圆柱状的砭石。直径为 30 毫米，长 120 毫米，重 220 克。用于砭术的按法、擦法、叩法和滚法。

（8）砭石扣：砭石扣直径为 30 毫米，厚 3 毫米，重 8 克，中部有两个小孔，可穿绳挂在胸前当作砭石佩使用，是组成多种砭石保健服饰的基本元件。

砭石扣在人体上的分布依据布扣八法，可有单行法、并行法、主僚法、对感法、接续法、环绕法、配伍法和阵图法。

（9）砭块：砭块是质量较大的长方体砭石。砭块可在温水中加热，也可用暖气加热或在阳光下晒热，但不可用开水冲砭块，以免受热不均而破裂。砭块作为一种石质板材，可用它制作砭石室、砭石箱、砭石床和砭石浴池。

（10）电热砭：将电热元件黏结在各种砭具上形成各种电热砭，如电热砭块、电热砭砧、电热砭板、电热砭锥等。可用温控器控制加温与保持恒温。

（11）磁砭：磁砭是砭石疗法与磁疗法配合应用，包括磁砭块、磁砭砧、磁砭板、磁砭扣、磁砭佩等。

（12）砭轮：砭轮是一种圆饼状的砭具，直径为 50 毫米，厚度为 10 毫米，重量约 50 克。砭轮的中心有一个小孔，便于夹持，用作循经的滚法。

（13）砭球：砭球是球形砭具，直径为 50 毫米，重 200 克。两个球为一组，可在掌中展玩。泗滨浮石砭球除作为优质健身球使用外，在砭石手法中亦可广泛应用，特别是用砭球施叩法在消除疲劳方面有极佳的效果。

（14）砭滚：砭滚是用泗滨浮石仿照市面上广为流行的玉石美容按摩器制成的滚动砭具。主要用途是施行砭术的滚法。

（15）砭石梳：砭石梳是用泗滨浮石制成的梳子。在人的头部分布着 6 条经脉的 48 个穴位，经常梳头刺激这些穴位有益于健康。由于泗滨浮石砭具对人体的作用除力学刺激外还有超声波刺激和远红外辐射，三种作用并举则其功效优于单一的力学刺激。检测表明，用泗滨浮石砭石梳梳头时产生的超声波脉冲数为用泗滨浮石砭板刮头时产生的超声波脉冲数的 3 倍。

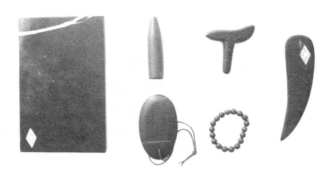

图 1　各种砭具（一）

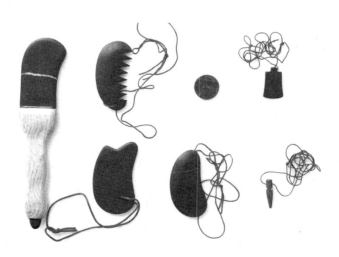

图 2　各种砭具（二）

四、砭石疗法的理论基础——经络

（一） 经络总论

砭石疗法是以中医基础理论尤其是经络理论为指导的外治法，在我国古代医学史上占有重要的地位，但由于种种原因砭石疗法曾一度沉寂，近年来，随着砭具佳石——泗滨浮石的重新发掘及其在临床上取得的显著疗效，砭石与砭术再次得到世人的认可和关注。鉴于此，有必要对砭石、砭术的文献资料进行系统整理研究，在总结前人经验的基础上进行继承和创新。"砭"，按字典注释是古代用石针和其他石具治病。后世随着生产力的发展，逐渐被金针、银针和现代各种不锈钢针所替代，如 1963 年在内蒙古多伦旗头道洼出土的石针，长 4.5 厘米，一端扁平有半圆形的刃，可以切开脓肿，另一端呈椎形，作针刺用，经考证被确认为针刺的原始工具——砭石。在美国日本和南美的博物馆中也有类似的石具。

砭石与针灸是祖国传统医学的重要组成部分，是以中医理论和经络理论为指导的。最早的经络理论是 1973 年长沙马王堆汉墓出土的写在帛上的医学记载，其中写了 11 条经脉灸疗和以砭启脉的内容。可见砭石针灸的起源早于中药。著名的中医经典著作《黄帝内经》之《灵枢》部分，又被称为"针经"，书中写有许多砭石的内容。

1. 经络系统的组成

经络系统与脏腑系统是构成人体的基本结构。经络系统内联

脏腑，外联肢节，由经脉和络脉组成。

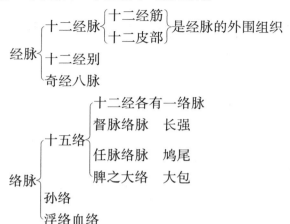

经脉在体内深部，粗大、深长、纵行，是运行气血的主干。络脉是经脉的分支，呈网络状，布散在身体内外各个器官，与经脉共同完成运行气血，调节阴阳的作用和网络的作用。

（内）——脏腑——经络所归属

经络系统：

十二经脉——经络的主体，起运行气血的主导作用。

奇经八脉——是特殊的经脉，对各经络起统率、联络和调节气血的作用。

十二经别——经脉深部分支，表里相合，加强内在脏腑之间和心的联系

十五络脉——经脉外部分支，起沟通表里和渗灌气血的作用。

三百六十五络——经络的小支，联系腧穴。

十二经筋——筋肉受经络支配的部分，主运动，保护和联缀。

（外）—— 十二皮部——皮肤按经络分布划分，主保护和接受刺激（治疗）

2. 十二经脉

十二经脉是经络系统的主体，具有表里经脉相合，与相应脏腑络和属的主要特征，有别于奇经。

十二经脉内行线：阳经属于腑络于脏，阴经属于脏而络于腑。

（1）十二经脉在体表的分布规律

六条阴经对称地分布于四肢内侧和胸腹部。其规律是：

上肢内侧太阴在前，厥阴在中，少阴在后；下肢内侧内踝上八寸以下：厥阴在前，太阴在中，少阴在后；内踝八寸以上：太阴在前，厥阴在中，少阴在后。三阴经在下肢的分布要注意足厥阴经和足太阴经在内踝上八寸处有一交叉。六条阳经对称地分布于四肢外侧，阳明在前，少阳在中，太阳在后。在躯干部，足三阳经的足阳明胃经行身之前，在胸部距中线4寸，在腹部距中线2寸；足太阳经行于身之后，在背部有二条分支，其一距中线1.5寸，其二距中线3.0寸；足少阳胆经行于身之侧过胸胁部。

在躯干部，足三阴经的足少阴肾经走行为距胸正中线2寸，距腹正中线0.5寸；足太阴经走行为距胸正中线6寸，距腹正中线4寸；足厥阴走行曲折，规律不太强。

躯干部前正中线是任脉，后正中线是督脉。

（2）十二经脉的循行走向规律

手三阴经从胸走手，手三阳经从手走头，足三阳经从头走足，足三阴经从足走腹（胸）。其交接规律是：相表里的阴阳经在四肢末端，同名阳经在头面，阴经与阴经在胸部交接。

（3）经脉气血流注顺序

起于手太阴肺经，肺经从中焦开始，带有水谷之精微（营、卫气）在宗气、原气的鼓动之下，流注于十二经脉，阴阳相贯，首尾相接，如环无端，起到濡养的作用。

后世认为督任二脉亦参加流注，称为十四经流注规律，即肝经经过督脉注于任脉，回到肺中。

十二经脉流注（相互衔接）表

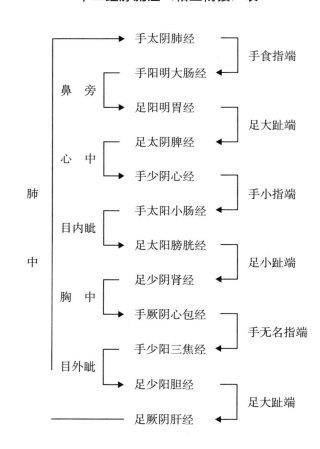

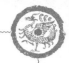

十二经脉起止循行作用比较表

项目特点		起　止	循行特点	作　用
十二经脉	手三阴经	由胸走手 由手走头 由头走足 由足走腹(胸)	①与脏腑相属络 ②阴阳经脉表里相合 ③深行体内，粗大、纵直，为运行气血的主干 ④阴阳相贯，首尾相接，如环无端 ⑤同名阳经在头部交会；阴阳表里经在手足交会；阴经在胸腹交会 ⑥是经络系统的核心	①网络联缀形成整体 ②运行气血，濡养身体，调节阴阳，保持平衡 ③防御疾病，反映症候 ④接受刺激，调整虚实
	手三阳经			
	足三阳经			
	足三阴经			

3. 奇经八脉分布和作用简表

　　奇经八脉是督脉、任脉、冲脉、带脉和阴阳跷脉、阴阳维脉的总称。它与十二正经不同，不与脏腑相络属，彼此也无相表里关系。但是奇经八脉与奇恒之府的脑、髓、骨、脉、胆、女子胞的关系十分密切，对于人的生长发育和生殖至为重要。《内经·上古天真论》就说："女子二七而天癸至，任脉通、太冲脉盛，月事以时下，故有子。……七七任脉虚、太冲脉衰少。天癸竭，地道不通，故形坏而无子。"

　　奇经八脉的主要作用：一是沟通部位相近、功能相似的经脉，达到统摄经脉气血、协调阴阳的作用。如督脉为"阳脉之海"，任脉为"阴脉之海"，冲脉为"十二经之海和"血海"……皆具统率的作用。督脉、任脉、冲脉又互相交通，下起胞中，上及于头脑，前贯心，后通肾，影响重大；二是对十二经气血有蓄积和渗灌的作用。犹如湖泊和水库，气血充盛时可以蓄积，气血衰少时可以释放。

冲脉		冲脉出气冲，并少阴经上行至头面，止承泣，下至足下	冲脉是十二经脉之海、五脏六腑之海、血海，通于公孙穴。
任脉	皆起于肾下胞中，出于会阴（一源三岐）	任脉行身之前正中，有 24 穴，络穴鸠尾	任脉总任诸阴，是阴脉之海，主强壮和分段病，通于列缺穴
督脉		督脉行身之后正中，有 28 穴，三个分支，络穴长强	督脉总督诸阳，阳脉之海，通于后溪穴。
带脉	起于季胁章门	后连督脉十四椎，会胆经带脉、五枢、维道。	总束诸脉，通于足临泣。
阳跷脉	起于跟中仆参为阳跷本，出于申脉	以跗阳为郄，行身侧后方，交居髎、睛明，至风池终。	阳跷盛失眠，通申脉穴。
阴跷脉	起于然谷之后，出照海	以交信为郄，属脑上行股内，循胸里至睛明	阴跷盛多寐，通照海穴。
阳维脉	起诸阳之会，脉发金门	以阳交为郄，行股外及身侧背，在头部经胆经止风府、哑门	阳维为病苦寒热（外感病），通于外关。
阴维脉	起诸阴之交，脉发筑宾	以筑宾为郄，行股内腹侧，止于天突、廉泉	阴维为病苦心痛（内脏病），通于内关穴。

4. 经络的临床应用

（1）说明病理变化

经络能抗御病邪，同时经络也是疾病由表入里的传变途径，病邪可由皮部→络脉→经脉→脏腑传变。脏腑病相互传变影响的途径也是经络。

（2）指导临床辨证归经

首先通过经穴诊断和症状分析进行分经辨证，采用"审、切、循、扪、按、视其寒温盛衰而调之"指导治疗，称经络辨证。还包括分部诊察血络的色泽，以辨痛、寒、热、痹等；辨皮疹分经；压痛的检查，对临床取穴尤为重要，也属经络辨证。

（3）指导针灸推拿治疗

以循经取穴为主，局部取穴和远端取穴相结合。根据症状分别对经络腧穴采用泻法、补法等治疗，皆属于疏通经络气血，调整脏腑的虚实以治疗疾病。

（二）十二经筋十二皮部

1. 中医对人体的认识

中医的特点是从整体认识宇宙和人体，认为"人"是天地之气和四时（四季）阴阳变化的产物。《黄帝内经》中记载"人以天地之气生，四时之法成"，即说明了天（自然）与人的相应关系。

人是一个有机的整体。在体内以五脏（心、肝、脾、肺、肾）和六腑（大肠、小肠、胃、胆、膀胱、三焦）为核心，分别联系着五官（耳、眼、口、鼻、舌）、五体（筋、骨、脉、肌、皮），而且脏与脏、脏与腑之间又密切联系，形成阴阳相配，表里相合的关系。脏腑还与五行相配，如心与小肠相表里属火，脾与胃相表里属土，肾与膀胱相表里属水，肝与胆相表里属木，肺与大肠相表里属金。

它们之间的联系见下表：

人体各部与五行的联系表

五行	五脏	六腑	五官	五体	五华	五液	五气	五味
木	肝	胆	目	筋	爪	泪	风	酸
火	心	小肠	舌	脉	面	汗	暑	苦
土	脾	胃	口	肌肉	唇	涎	湿	甘
金	肺	大肠	鼻	皮	毛	涕	燥	辛
水	肾	膀胱	耳	骨	发	唾	寒	咸
	心包	三焦						

　　肝与胆关系密切。这两个脏腑从解剖部位看是相依联系，从生理功能看是相互联系，共同完成帮助消化，主疏泄的功能。从病理上看是互相影响。如肝开窍于目，所以肝胆病可以导致视物不清，或是目赤红肿。肝主筋，所以还可以有爪甲枯萎的变化，常常还会胁下疼痛。

　　心与小肠关系密切。心有热邪则会影响到小肠功能，小便会黄赤，舌尖会红赤，甚至舌尖溃疡，以及出现心神不安、烦躁等症状。

　　脾与胃关系密切。中医认为脾胃相互配合，是人后天之本。在人出生后，生存发育的关键是脾胃。脾胃主受纳消化饮食，供给全身营养。凡饮食减少或偏食，必致身体衰弱，但过分的强食暴饮也会伤及脾胃，使身体不能吸收营养，造成肌肉痿软、口唇不荣等。

　　肺与大肠关系密切，有肺病的人常大便干。而大便秘结日久不下，又会加重喘咳，造成皮肤毫毛枯燥而不润泽。

　　肾与膀胱关系密切。肾主贮藏"精"气，是人体先天之本，同时又控制二便的生成和排泄。贮存在膀胱的尿液要在肾气的作用下才能排出体外，如果肾气虚就会出现遗尿或尿后余沥不尽等症状。另外，肾亦主生殖，并与性功能有关。

在五脏之中，"心"就如同宫廷中的君主，最为重要，在五行属火。肺如宰相，调节辅佐君主，在五行属金。肝如将军，五行属木。脾如后勤部长，五行属土，是后天之本。肾主藏精气，是先天之本，在五行属水。五脏可谓缺一不可，互相制约又互相支撑，称为相生和相克。只有相生，而无相克，则会使一脏亢奋，影响到正常生理功能；只是相克，而相生不足，则会发生一脏衰弱，也会影响到正常生理功能。就如同生态平衡一样，必须有一常量，才能使人保持健康。

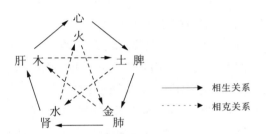

图3 五脏相生相克关系图

在脏腑与五体（筋、脉、肉、皮、骨）和五官（目、耳、口、鼻、舌）之间，相表里脏腑之间，五脏之间都有相联系的通道。人体中还有脑、髓、骨、脉、胆、女子胞称为奇恒之腑，也与五脏之间有密切的联系。这些联系都是由体内复杂的网络系统完成的。这个网络系统，给各脏腑器官、组织运送必要的营养物质，即"气"和"血"，并且调节各脏腑器官，组织之间的平衡，防御各种疾病，还负责管理人体的发育成长。这个网络系统就是经络系统。所以经络系统就是人体当中除脏腑系统之外的第二个重要的组成部分。经络系统比照现代医学，应该包括神经、血管、淋巴、内分泌、体液、细胞间隙还有肌肉和皮肤等组织。这是中医特有的认识，也是针灸治疗疾病的基础。

2. 十二经筋

十二经筋是十二经脉之气结聚于筋肉关节的体系，是十二经脉的外周连属部分。简单说即是沿经脉外行线走行的肌肉和肌腱。所以十二经筋的分布与十二经脉的体表通路相一致。其特点是全部起始于四肢指趾的末端，全部向心走行，遇关节则结聚（即附着于骨骼上），不入内脏，体腔则成膜成片，如膈肌。足三阳经筋起于趾端，结于鼽（头面部鼻旁）。足三阴经筋起于趾端，结于阴器（腹部），手三阳经筋起于指端，结于角部（头部）。手三阴经筋起于指端结于贲（膈肌）。

经筋的作用主要是联缀约束骨骼，完成关节运动和保护的功能。《素问·痿论》曰："宗筋主束骨而利机关也。"即是这个意思。另外，足厥阴肝经经筋还连结于阴器（生殖器），与阳痿病有关。由于寒、热、风、湿等邪气的侵袭，以及跌打损伤等原因，经筋的病症主要表现为疼痛、麻痹、肿胀、萎缩和运动功能失常。如面瘫，肩不举，膝肘不可以屈伸，闪腰，岔气等。还包括因闪挫伤引起的肌腱或韧带损伤，中医称为伤筋病，这些经筋病症都是砭石的主要适应症。

十二经筋	手三阴经筋	由指端行臂内结于贲（横膈膜）	①均向心走行至头身	①约束骨骼，利于关节活动
	手三阳经筋	由指端行臂外结于角（头角）	②结聚于骨关节部	②保护
	足三阴经筋	由趾端行股内结于阴器（生殖器）	③行体表不入内脏	③经筋病以痹痛掣引，转筋活动不利，痿等为主，各经有特点
	足三阳经筋	由趾端行股外结于鼽（目下鼻旁）	④入体腔成膜成片	

3. 十二皮部

十二皮部是十二经脉功能活动反映于体表的部位，也是络脉的所在。实际十二皮部即是按十二经脉的外行线为依据，将全身皮肤划分为的十二个区域。它位于体表，对机体有保护作用，同时还能通过局部的颜色、温度、电的变化反映出脏腑、经络的病变。反之，通过针灸皮部上的腧穴，亦可以调整脏腑的功能，治疗各种疾病。临床上砭石按摩、拔罐、外敷等均是通过作用于皮部而治疗疾病。首先通过皮部诊断和症状分析进行分经辨证，以循经取穴为主，局部取穴和远端取穴相结合。根据症状分别疏通经络气血，调整脏腑的虚实以治疗疾病。

（三）经脉及常用腧穴

1. 手太阴肺经

手太阴肺经经脉，起始于中焦胃部，这里是化生水谷精微的地方，是后天之本。肺经向下联络于大肠，回过来沿着胃上口贲门，穿过膈肌，隶属于肺脏。然后顺着肺（系）与气管、喉咙相联系的部位，横向浅出腋部的中府、云门穴，向下循着上臂内侧，肱二头肌沟中，走在手少阴、手厥阴经前边，下到肘中（尺泽），沿前臂内侧桡骨边缘（孔最），进入寸口（诊脉的地方，即桡动脉搏动处，列缺、经渠、太渊穴），经过大鱼际部，沿着鱼际边缘（鱼际），出大指的末端指甲角桡侧 0.1 寸（少商）处。

肺经的支脉：从腕后（列缺）走向食指内（桡）侧指甲角 0.1 寸（商阳），与手阳明大肠经相接。

肺经的主要病候是：咳喘、恶寒、发热等。

肺经腧穴主治病证是：咳喘、发热、恶寒和循经病症。

肺经共有 11 个腧穴：中府、云门、天府、侠白、尺泽、孔最、列缺、经渠、太渊、鱼际、少商。

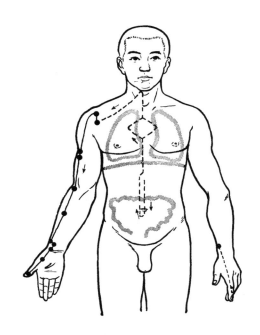

图 4　手太阴肺经循行示意图

肺经腧穴具有宣肺解表、止咳平喘、清热止痛、调理脾胃等功效。

（1）**中府**（LU1）　肺募穴，交会穴

【定位】在胸前壁的外上方，云门下 1 寸，平第 1 肋间隙，距前正中线 6 寸。

【主治】①咳嗽、气喘、胸痛。②肩背痛。

现代应用：支气管炎、支气管哮喘、肺炎。

（2）**尺泽**（LU5）　合穴

【定位】在肘横纹中，肱二头肌腱桡侧凹陷处。

【主治】①咳嗽、气喘、咯血、咽喉肿痛、胸部胀满。②吐泻。③小儿惊风。④肘臂挛痛。

（3）**列缺**（LU7） 络穴，八脉交会穴——通任脉

【定位】在前臂桡侧缘，桡骨茎突上方，腕横纹上 1.5 寸。当肱桡肌与拇长展肌腱之间。

【主治】①咳嗽、气喘、咽喉痛。②口眼歪斜、偏头痛、颈项强痛、牙痛——"头项寻列缺"。③半身不遂。

（4）**太渊**（LU9） 输穴，原穴，八会穴——脉会

【定位】在腕掌侧横纹桡侧，桡动脉搏动处。

【主治】①咳喘咳血、胸痛、咽喉肿痛。②无脉症。③手腕痛。

（5）**鱼际**（LU10） 荥穴

【定位】在手拇指本节（第 1 掌指关节）后凹陷处，约当第 1 掌骨中点桡侧，赤白肉际处。

【主治】①咳嗽、咳血、发热、咽喉肿痛、失音。②掌中热。

（6）**少商**（LU11） 井穴

【定位】在拇指末节桡侧，距指甲角 0.1 寸（指寸）。

【主治】①咽喉肿痛、咳嗽、鼻衄、发热。②中风昏迷、中暑呕吐、小儿惊风、癫狂。

2. 手阳明大肠经

手阳明大肠经脉，起于食指末端（商阳），沿食指桡侧缘（二间、三间），出第一、二掌骨间经过合谷，进入拇长伸肌腱和拇短伸肌腱间，即拇指伸出其后凹陷之间（阳溪），沿前臂桡侧（偏历、温溜、下廉、上廉、手三里），进入肘外侧曲池，经上臂外侧前边肌沟（手五里、臂臑），上肩，出肩峰部前边肩髃穴，经脉向后上交会于督脉的大椎穴，向前下入缺盆即锁骨上窝进入胸腔，络于肺，向下通过横隔，隶属于大肠。其脉气再下行到足三里下的上巨虚穴。

本经的分支脉：从锁骨上窝上行颈旁 1.5 寸（天鼎、扶突），

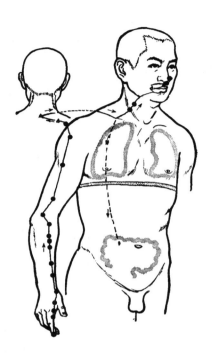

图 5　手阳明大肠经循行示意图

通过面颊，进入下齿槽，出来挟口旁（会地仓），与督脉交会于水沟穴（人中），左边脉向右，右边脉向左，上挟鼻孔旁在迎香穴与足阳明胃经相接。

大肠经的主要病候是：齿痛，颈项肿痛，咽喉肿痛，鼻流清涕或出血，腹痛，泄泻及经脉所过部分的病，如疼痛、热肿或寒冷。

大肠经腧穴主治病证是：头面、五官、咽喉病，热病及经脉所过部分的病。

大肠经共有 20 个腧穴：商阳、二间、三间、合谷、阳溪、偏历、温溜、下廉、上廉、手三里、曲池、肘髎（liáo）、手五里、臂臑（nào）、肩髃（yú）、巨骨、天鼎、扶突、和髎、迎香。

大肠经腧穴具有清泻阳明邪热、宣肺理气、调理脾胃、通经活络等功效。可治疗头痛、眩晕、面肿、口眼歪斜、鼻渊、齿痛、耳聋等头面五官疾病；胃痛、腹痛、吐泻、便秘等胃肠疾病；疔疮、疥疮、瘾疹、荨麻疹等皮肤病；神志病以及热病。

（1）**商阳**（LI1）　井穴

【定位】在手食指末节桡侧，距指甲角0.1寸（指寸）。

【主治】①咽喉肿痛、耳鸣耳聋、下齿痛、青盲。②中风昏迷。③热病无汗。④手指麻木。

（2）**合谷**（LI4）　原穴

【定位】在手背，第1、第2掌骨间，当第2掌骨桡侧的中点处。

【主治】①头痛、齿痛、目赤肿痛、咽喉肿痛、失音、口眼歪斜、疟腮、鼻衄——"面口合谷收"。②发热恶寒、无汗、多汗、疟疾。③疔疮、痤疮、瘾疹。④腹痛。⑤半身不遂。⑥经闭、滞产。

【附注】孕妇不宜针。

（3）**阳溪**（LI5）　经穴

【定位】在腕背横纹桡侧，手拇指向上翘起时，当拇短伸肌腱和拇长伸肌腱之间的凹陷中。

【主治】①头痛、齿痛、耳鸣耳聋、咽喉肿痛。②腕臂痛。

（4）**曲池**（LI11）　合穴。

【定位】在肘横纹外侧端，屈肘时当尺泽与肱骨外上髁连线中点。

【主治】①热病。②半身不遂、手臂肿痛。③咽喉肿痛、齿痛、目赤痛。④瘰疬、风疹、湿疹。⑤腹痛吐泻。⑥癫狂。

（5）**肩髃**（LI15）　交会穴

【定位】在肩部，三角肌上，臂外展或向前平伸时，当肩峰前下方凹陷处。

【主治】①肩臂挛痛不遂。②瘾疹、瘰疬。

（6）**迎香**（LI20）　　交会穴（手足阳明之会）

【定位】在鼻翼外缘中点旁，当鼻唇沟中。

【主治】①鼻塞、鼻渊、鼽衄。②口歪、面痒。

3. 足阳明胃经

足阳明胃经脉，起于鼻孔旁（迎香），向上交鼻根中，交会足太阳膀胱经于睛明，然后向下沿鼻外侧瞳孔直下起承泣穴，进入上齿槽中（巨髎），回出夹口旁（地仓），环绕口唇（会人中），向下交会于颏唇沟与任脉交会于承浆，退回来沿下颌出面动脉部（大迎），再沿下颌角（颊车），上耳前（下关），经颧弓上（会上关），沿发际至头维，至额颅中部与督脉交（会神庭）。

足阳明胃经的支脉：从大迎前向下，经颈动脉部（人迎），沿喉咙，会大椎，进入缺盆（锁骨上窝部），通过膈肌，隶属于胃，络于脾。

足阳明胃经外行的主干：从锁骨上窝（缺盆）向下，经乳头正中距任脉 4 寸下行（气户、库房、屋翳、膺窗、乳中、乳根），到腹部，向下挟脐两旁 2 寸（不容、承满、梁门、关门、太乙、滑肉门、天枢、外陵、大巨、水道、归来），进入气街部（腹股沟动脉部气冲穴）。

它的第二条支脉：从胃幽门向下，沿腹里，至腹股沟动脉部气冲穴与外行线会合。由此下行经髋关节前（髀关），到股四头肌隆起处（伏兔、阴市、梁丘），下向膝关节中（犊鼻），沿胫骨外侧（足三里、上巨虚、条口、下巨虚），下行足背（解溪、冲阳），进入次趾外侧趾缝（陷谷、内庭），出次指末端（厉兑）。

它的第三条支脉：从膝下三寸处（足三里）分出距胫骨脊两横指（丰隆），向下进入中趾外侧趾缝，出中趾末端。

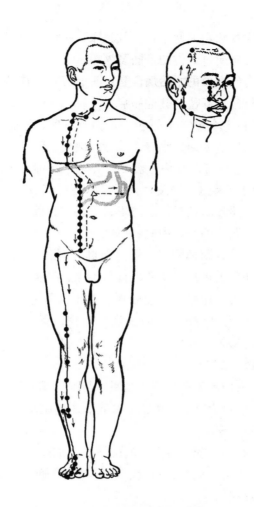

图6　足阳明胃经循行示意图

第四条支脉：从足背部（冲阳）分出，进大趾趾缝，与足太阴脾经相接。

足阳明胃经多气多血，主要病候以热病为主，本经多见目黄，鼻病，鼻衄，咽喉肿痛，牙痛，唇疹，口中异味，口渴，消谷善饥，胸腹部热，大便干，以及腹胀、腹痛、便泻、热病、发狂等。还有经脉所过部位的疼痛萎缩等。

足阳明胃经穴位的主治病证是：头面五官、神志病、胃肠病以及经脉循行经过部位的其他病症。

胃经共有 45 个腧穴：承泣、四白、巨髎、地仓、大迎、颊车、下关、头维、人迎、水突、气舍、缺盆、气户、库房、屋翳（yì）、膺（yīng）窗、乳中、乳根、不容、承满、梁门、关门、太乙、滑肉门、天枢、外陵、大巨、水道、归来、气冲、髀关、伏兔、阴市、梁丘、犊鼻、足三里、上巨虚、条口、下巨虚、丰隆、解溪、冲阳、陷谷、内庭、厉兑。

本经腧穴具有调理脾胃、强身保健、调和气血、利湿消肿、通经活络等功效。可治疗胃痛、食欲不佳、腹胀、便秘、泄泻等胃肠疾病；积聚、血晕、大便脓血、鼻出血等血病；头痛目赤、口眼歪斜、牙痛、咽痛等头面疾病；癫狂、喜笑善惊等神志疾病；疮疡、瘾疹等皮肤病。

（1）**承泣**（ST1）

【定位】在面部瞳孔直下，当眼球与眶下缘之间。

【主治】①目赤肿痛、流泪、夜盲、眼睑瞤动。②口眼歪斜。

（2）**四白**（ST2）

【定位】在面部瞳孔直下，当眶下孔凹陷处。

【主治】①目赤痛痒、目翳、眼睑瞤动、迎风流泪。②口眼歪斜、头面疼痛。

（3）**颊车**（ST6）

【定位】在面颊部，下颌角前上方约一横指（中指），当咀嚼时咬肌隆起，按之凹陷处。

【主治】①口歪、颊肿。②齿痛、口噤不语。

（4）**下关**（ST7）

【定位】在面部耳前方，当颧弓与下颌切迹所形成的凹陷中。

【主治】①耳鸣、耳聋、聤耳。②齿痛、口噤、面痛、口歪。

（5）**头维**（ST8）　　交会穴（足少阳、阳明之会）

【定位】在头侧部，当额角发际上 0.5 寸，头正中线旁 4.5 寸。

【主治】①头痛。②目眩、目痛、视物不清、迎风流泪。

（6）**乳中**（ST17）

【定位】在胸部，当第 4 肋间隙，乳头中央，距前正中线 4 寸。

（7）**梁门**（ST21）

【定位】在上腹部，当脐中上 4 寸，距前正中线 2 寸。

【主治】胃痛、呕吐、食欲不振、腹胀、便溏。

（8）**天枢**（ST25）　　大肠募穴

【定位】在腹中部，距脐中 2 寸。

【主治】①腹痛、腹胀、肠鸣、泄泻、痢疾、便秘、肠痈。②月经不调、癥瘕。

（9）**水道**（ST28）

【定位】在下腹部，当脐中下 3 寸，距前正中线 2 寸。

【主治】小腹胀满、腹痛、痛经、小便不利。

（10）**归来**（ST29）

【定位】在下腹部，当脐中下 4 寸，距前正中线 2 寸。

【主治】①腹痛、月经不调、经闭、白带、阴挺。②疝气。

（11）**髀关**（ST31）

【定位】在大腿前面，当髂前上棘与髌底外侧端的连线上，屈股时平会阴，居缝匠肌外侧凹陷处。

【主治】髀股痿痹、下肢不遂、腰腿疼痛、筋急不得屈伸。

（12）**伏兔**（ST32）

【定位】在大腿前面，当髂前上棘与髌底外侧端的连线上，髌底上 6 寸。

【主治】①腰痛膝冷、下肢麻痹、脚气。②腹胀、疝气。

（13）**阴市**（ST33）

【定位】在大腿前面，当髂前上棘与髌底外侧端的连线上，髌底上3寸。

【主治】膝关节痛、下肢伸屈不利、腰痛、下肢不遂、腹胀、腹痛。

（14）**梁丘**（ST34）　郄穴

【定位】屈膝，大腿前面，当髂前上棘与髌底外侧端连线上，髌底上2寸。

【主治】①膝肿痛、屈伸不利。②胃痛。③乳痈。

（15）**犊鼻**（ST35）

【定位】屈膝，在膝部髌骨与髌韧带外侧凹陷中。

【主治】膝痛、关节屈伸不利、脚气。

（16）**足三里**（ST36）　合穴，胃下合穴

【定性】在小腿前外侧，当犊鼻下3寸，距胫骨前缘一横指（中指）。

【主治】①胃痛、呕吐、噎膈、腹胀、肠鸣、泄泻、便秘、痢疾、疳疾、肠痈——"肚腹三里留"。②虚劳羸瘦、水肿、心悸。③下肢不遂、脚气。④癫狂。⑤乳痈。

（17）**丰隆**（ST40）　络穴

【定位】在小腿前外侧，当外踝尖上8寸，条口外，距胫骨前缘二横指（中指）。

【主治】①痰多、咳嗽。②癫狂痫。③头痛、眩晕。④便秘、水肿。⑤下肢痿痹、拘挛。

现代应用：高血压、精神分裂症、神经衰弱、耳源性眩晕、支气管炎、支气管哮喘、腓肠肌痉挛。

（18）**解溪**（ST41）　经穴

【定位】在足背与小腿交界处的横纹中央凹陷中，当踇长伸

肌腱与趾长伸肌腱之间。

【主治】头痛、眩晕、癫狂、腹胀、便秘、下肢痿痹、目赤、胃热谵语。

（19）厉兑（ST45）　井穴

【定位】在足第2趾末节外侧，距趾甲角0.1寸（指寸）。

【主治】面肿、齿痛、口歪、鼻衄、胸腹胀满、热病、多梦、癫狂。

4. 足太阴脾经

足太阴脾经脉，起于足大趾末端（隐白），沿大趾内侧赤白肉际（大都），经核骨（第一跖骨小头后，太白、公孙），上向内踝前边（商丘），上小腿内侧，沿胫骨后（三阴交、漏谷），在内踝尖上8寸处，与足厥阴肝经相交，走在肝经的前面（地机、阴陵泉），上膝股内侧前边（血海、箕门），进入腹部（冲门、府舍、腹结、大横；与任脉的中极、关元相交），隶属于脾，络于胃，然后通过膈肌，夹食管旁上行，抵达舌部，连舌根，散布舌下。

脾经的支脉：从胃部分出，向上过膈肌，流注心中，与手少阴心经相接。

脾经的主要病候是：胃脘痛，食则呕，嗳气，腹胀，便溏，黄疸，身重无力，舌根强痛，下肢内侧肿胀，厥冷。还有经脉所过部位的萎缩等。

脾经穴位的主治病证是：脾胃、妇科、前阴病以及经脉循行经过部位的其他病症。

脾经腧穴共有21穴：隐白、大都、太白、公孙、商丘、三阴交、漏谷、地机、阴陵泉、血海、箕门、冲门、府舍、腹结、大横、腹哀、食窦、天溪、胸乡、周荣、大包。

本经腧穴具有健脾益胃、利水消肿、调经止带、宁心安神等功效。主要治疗腹痛、呕吐、肠鸣、泄泻等脾胃疾病；心烦失

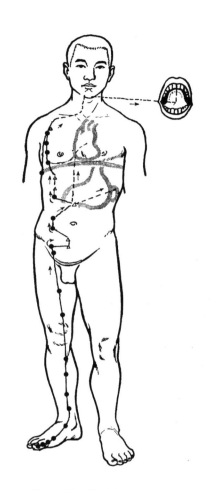

图 7 　足太阴脾经循行示意图

眠、发狂妄言、胸痛、咳嗽、喘息等心肺疾病；胸胁胀痛、惊风、遗尿、小便不利等肝肾疾病；吐血、衄血、便血、月经失调、崩漏等血病。

（1）隐白（Sp1）　井穴

【定位】在足大趾末节内侧，距趾甲角 0.1 寸（指寸）。

【主治】①月经过多、崩漏、便血、尿血。②腹胀。③癫狂、多梦、惊风。

（2）**太白**（Sp3）　输穴，原穴

【定位】在足内侧缘，当足大趾本节（第 1 跖趾关节）后下方赤白肉际凹陷处。

【主治】①胃痛、呕吐、腹胀、肠鸣、泄泻、便秘、痔疾。②体重节痛、脚气。

（3）**公孙**（Sp4）　络穴，八脉交会穴——通冲脉

【定位】在足内侧缘，当第 1 跖骨基底的前下方。

【主治】①胃痛、呕吐、饮食不化、腹胀、腹痛、泄泻、痢疾。②心烦、失眠。

（4）**三阴交**（Sp6）　交会穴（足三阴之会）

【定位】在小腿内侧，当足内踝尖上 3 寸，胫骨内侧缘后方。

【主治】①腹胀、肠鸣、泄泻。②月经不调、崩漏、痛经、经闭、带下、阴挺、不孕、滞产。③遗精、阳痿、早泄、遗尿、小便不利、水肿。④失眠。⑤下肢痿痹、脚气。

（5）**阴陵泉**（Sp9）　合穴

【定位】在小腿内侧，当胫骨内侧髁后下方凹陷处。

【主治】①腹胀、泄泻、黄疸。②水肿、小便不利或失禁。③膝痛。

（6）**血海**（Sp10）

【定位】屈膝，在大腿内侧，髌底内侧端上 2 寸，当股四头肌内侧头的隆起处。

【主治】①月经不调、崩漏、经闭。②瘾疹、湿疹、丹毒。

（7）**大横**（Sp15）

【定位】在腹中部，距脐中 4 寸。

【主治】腹痛、腹泻、大便秘结。

（8）大包（Sp21）

【定位】在侧胸部腋中线上，当第 6 肋间隙处。

【主治】胸胁胀满、咳嗽、气喘、胁肋痛、全身疼痛、四肢无力。

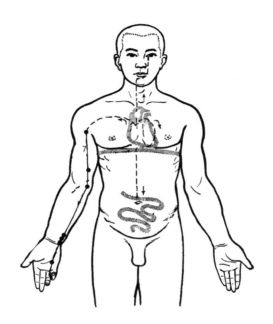

图 8　手少阴心经循行示意图

5. 手少阴心经

手少阴心经脉，起于心中，出来循着"心系"，向下穿过膈肌，络于小肠。

手少阴心经脉的一条支脉：从心系向上挟咽喉上行，走在深部，连系于"目系"（眼球后连系于脑的组织）。

手少阴心经的直行脉：从心系上行至肺，向下横出于腋窝的极泉穴，沿上臂内侧后缘，走在手太阴肺经、手厥阴心包经之后

（青灵），下行至肘中后部（少海），然后沿前臂内侧后缘，尺侧腕屈肌腱的桡侧（灵道、通里、阴郄、神门），到掌后豌豆骨部，进入手掌小鱼际（少府），沿小指的桡侧出于末端在少冲穴与手太阳小肠经相接。

手少阴心经的主要病候是：心痛，咽干，口渴，目黄，胁痛，上肢内侧痛，手心发热等。

手少阴心经穴位的主治病证是：心、胸、神志病，以及经脉循行经过部位的其他病症。

凡是以上病证应该考虑从手少阴心经辨证，本经穴位共有 9 个：极泉、青灵、少海、灵道、通里、阴郄、神门、少府、少冲。

本经腧穴具有宁心安神、滋养心阴、除烦止痛、通经活络的功效。主治癫痫、惊恐善悲、好笑善忘等神志病症；妇人无乳、消渴、口中涎唾等水液之病；痒疮痈肿、颈肿喉痹、瘰疬、瘾疹以及头痛耳鸣、目痛、鼻衄等皮肤和头面疾病；阴痛以及足跗痛、齿痛、肩肘臂痛等症。

（1）**极泉**（HT1）

【定位】在腋窝顶点，腋动脉搏动处。

【主治】①心痛、胸闷、胁肋胀痛。②肩臂疼痛、上肢不遂。③瘰疬。

（2）**神门**（HT7）输穴，原穴

【定位】在腕部，腕掌侧横纹尺侧端，尺侧腕屈肌腱的桡侧凹陷处。

【主治】①失眠、健忘、癫狂痫。②心痛、心烦、惊悸、怔忡。③胸胁痛。

（3）**少冲**（HT9）井穴

【定位】在手小指末节桡侧，距指甲角 0.1 寸。

【主治】①昏迷、癫狂。②心痛、心悸、胸胁痛。③热病。

6. 手太阳小肠经

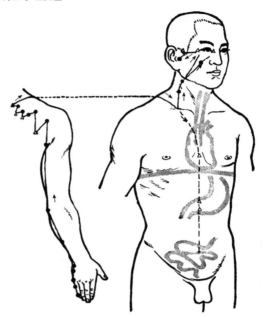

图9　手太阳小肠经循行示意图

　　手太阳小肠经脉，起于手小指外侧端的（少泽），沿手掌尺侧赤白肉际而上（后溪），上至腕部（腕骨、阳谷），出尺骨小头部骨边（养老）直上，沿尺骨下边（支正），出于肘内侧，当肱骨内髁和尺骨鹰嘴之间（小海），向上沿上臂外后侧，出肩关节后部的肩胛缝（肩贞、臑俞），绕肩胛（天宗、秉风、曲垣），交会肩上的督脉大椎穴，而后进入缺盆（锁骨上窝）入胸腔，络于心，沿着食管，通过膈肌，到达胃部，隶属于小肠。它的脉气继续下行到胃经的下巨虚穴。

　　手太阳小肠经的第一条支脉：从锁骨上窝上行，沿颈旁胸锁乳突肌后（天窗、天容），上到面颊（颧髎），到外眼角（会瞳子髎），转弯向后下（会和髎），进入耳中和其他脉相合组成耳中的总脉（听宫）。

它的支脉又从面颊部分出，上向颧骨，靠鼻旁上行到内眼角部（睛明），与足太阳膀胱经经相接。

手太阳小肠经的主要病候是：耳聋，目黄，面颊肿，咽喉肿痛，还有经脉所过部位肩背部的疼痛等。

手太阳小肠经穴位的主治病证是：头、项、耳、目、咽喉病脾胃病，以及经脉循行经过部位的其他病症，如肩背痛。

小肠经共有 19 个穴位：少泽、前谷、后溪、腕骨、阳谷、养老、支正、小海、肩贞、臑俞、天宗、秉风、曲垣、肩外俞、肩中俞、天窗、天容、颧髎、听宫。

（1）**少泽**（SI1） 井穴

【定位】在手小指末节尺侧，距指甲角 0.1 寸（指寸）。

【主治】①头痛、目痛、咽喉肿痛、耳鸣。②热病、昏迷。③乳少。

（2）**后溪**（SI3） 输穴，八脉交会穴——通督脉

【定位】在手掌尺侧，微握拳，当小指本节（第 5 掌指关节）后的远侧掌横纹头赤白肉际。

【主治】①头项强痛、目赤、目翳、耳聋、咽喉肿痛。②手指及肘臂挛急、腰背痛。③癫狂痫。④疟疾。

（3）**腕骨**（SI4） 原穴

【定位】在手掌尺侧，当第 5 掌骨基底与钩骨之间的凹陷处，赤白肉际。

【主治】①头项强痛、耳鸣、目翳。②热病、疟疾。③指挛腕痛。

（4）**养老**（SI6） 郄穴

【定位】在前臂背面尺侧，当尺骨小头近端桡侧凹陷中。

【主治】目视不明、肩臂疼痛。

（5）**小海**（SI8）　合穴

【定位】在肘内侧，当尺骨鹰嘴与肱骨内上髁之间凹陷处。

【主治】肘臂疼痛、癫痫、耳鸣、耳聋。

（6）**肩贞**（SI9）

【定位】在肩关节后下方，臂内收时，腋后纹头上1寸（指寸）。

【主治】肩胛痛、手臂麻痛、上肢不举、缺盆中痛。

（7）**天宗**（SI11）

【定位】在肩胛部，当冈下窝中央凹陷处，与第4胸椎相平。

【主治】①肩胛疼痛。②气喘。③乳痈。

（8）**肩中俞**（SI15）

【定位】在背部，当第7颈椎棘突下，旁开2寸。

【主治】肩背疼痛、咳嗽、哮喘。

（9）**天窗**（SI16）

【定位】在颈外侧部，胸锁乳突肌的后缘，扶突后，与喉结相平。

【主治】耳鸣、耳聋、咽喉肿痛、颈项强痛、暴喑、瘾疹、癫狂。

（10）**听宫**（SI19）

【定位】面部耳屏前，下颌骨髁状突的后方，张口时呈凹陷处。

【主治】①耳鸣、耳聋、聤耳。②齿痛。

7. 足太阳膀胱经

足太阳膀胱经脉，起于内眼角（睛明），向上行于额部（攒竹），距正中线1.5寸向后行，与督脉在百会相交。

它的第一条支脉：从头顶部分出到耳上角。其直行主干从头顶入头内络于脑，复出项部天柱穴处，分成两支下行。其中的一

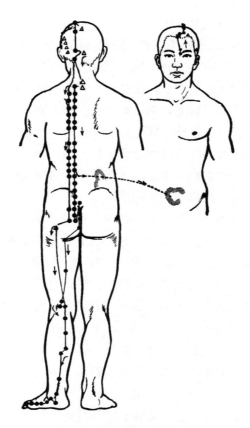

图 10　足太阳膀胱经循行示意图

支夹脊旁 1.5 寸，沿着肩胛部内侧下行，与督脉并行，并在大椎穴与诸阳经相交会，十二背俞穴全在这条线上，这一支在第二腰椎旁的肾俞处，分支进入体内络于肾，隶属于膀胱。而夹脊旁的分支继续下行，通过臀部（上髎、次髎、中髎、下髎），进入腘窝中（委中）。

　　背部另一支脉：出天柱从肩胛内侧缘下行，距正中线 3 寸，经过髋关节部与足少阳胆经交会于环跳穴，向下沿大腿外侧后边下行，与前一分支会合于腘窝中委中穴——由此向下经过腓肠肌中部（承山），出于外踝后方与跟腱之间（昆仑），沿第五跖骨粗隆（申脉），到达小趾的外侧端（至阴），与足少阴肾经相接。

足太阳膀胱经的主要病候是：头疼，项背腰臀以及大腿后部至足小趾的疼痛，目痛，见风流泪，鼻塞多涕，疟疾，癫狂，小便不通，遗尿，面颊肿，咽喉肿痛等。

足太阳膀胱经穴位的主治病证是：头、项、目、背、腰及下肢部病症以及神志病。背部第一侧线的背俞穴及第二侧线相平的腧穴，主治与其相关的脏腑病症。

膀胱经共有 67 个穴位：睛明、攒竹、眉冲、曲差、五处、承光、通天、络却、玉枕、天柱、大杼、风门、肺俞、厥阴俞、心俞、督俞、膈俞、肝俞、胆俞、脾俞、胃俞、三焦俞、肾俞、气海俞、大肠俞、关元俞、小肠俞、膀胱俞、中膂（lǚ）俞、白环俞、上髎、次髎、中髎、下髎、会阳、承扶、殷门、浮郄、委阳、委中、附分、魄户、膏肓（huāng）俞、神堂、譩譆（yìxǐ）、膈关、魂门、阳纲、意舍、胃仓、肓门、志室、胞肓、秩边、合阳、承筋、承山、飞扬、跗阳、昆仑、仆参、申脉、金门、京骨、束骨、通谷、至阴。

膀胱经循行线路长，与各脏腑及其他各经联系密切，其主治作用亦较广泛。本经腧穴具有补益肝肾、益气温阳、清热解毒止痛、通经活络、调理脾胃、宁心安神等功效。主治心肺、肝胆脾胃、肾与膀胱、大小肠、子宫等各脏腑疾病；头痛、目痛、眩晕、眉棱骨痛、鼻塞等头面疾病以及腰脊强痛、脊强反折、筋急、转筋、痔疮等症。

（1）**睛明（BL1）**

【定位】在面部，目内眦角稍上方凹陷处。

【主治】①目赤肿痛、迎风流泪、视物不明、目眩、目翳、夜盲、色盲、近视。②腰腿痛。

（2）**攒竹**（BL2）

【定位】在面部，当眉头陷中，眶上切迹处。

【主治】①头痛、眉棱骨痛。②口眼歪斜、目视不明、目赤肿痛、眼睑瞤动、眼睑下垂。

（3）**天柱**（BL10）

【定位】在项部，大筋（斜方肌）外缘之后发际凹陷中，约当后发际正中旁开 1.3 寸。

【主治】①头痛、项强、肩背痛。②发热。③癫狂痫。

（4）**大杼**（BL11）　八会穴——骨会

【定位】在背部，当第 1 胸椎棘突下，旁开 1.5 寸。

【主治】①项强、肩背痛。②咳嗽、发热。

（5）**风门**（BL12）　交会穴——督脉、足太阳之会

【定位】在背部，当第 2 胸椎棘突下，旁开 1.5 寸。

【主治】①伤风咳嗽、发热头痛。②项强、胸背痛。

（6）**肺俞**（BL13）　背俞穴

【定位】在背部，当第 3 胸椎棘突下，旁开 1.5 寸。

【主治】①胸满、咳嗽、气喘、吐血、骨蒸、潮热、盗汗、鼻塞。②背痛。

（7）**厥阴俞**（BL14）　心包背俞穴

【定位】在背部，当第 4 胸椎棘突下，旁开 1.5 寸。

【主治】心痛、心悸、胸闷、咳嗽、呕吐。

（8）**心俞**（BL15）　背俞穴

【定位】在背部，当第 5 胸椎棘突下，旁开 1.5 寸。

【主治】①心痛、惊悸、吐血。②咳嗽、盗汗。③失眠、健忘、癫狂痫。

（9）**膈俞**（BL17）　八会穴——血会

【定位】在背部，当第 7 胸椎棘突下，旁开 1.5 寸。

【主治】①呕吐、呃逆。②气喘、咳嗽、吐血、潮热、盗汗。

（10）**肝俞**（BL18）　　背俞穴

【定位】在背部，第9胸椎棘突下，旁开1.5寸。

【主治】①胁痛、黄疸、吐血。②目赤、目眩、雀目。③癫狂痫。④背痛。

（11）**胆俞**（BL19）　　背俞穴

【定位】在背部，第10胸椎棘突下，旁开1.5寸。

【主治】黄疸、胁痛、呕吐、食不化、口苦。

（12）**脾俞**（BL20）　　背俞穴

【定位】在背部，当第11胸椎棘突下，旁开1.5寸。

【主治】①腹胀、黄疸、呕吐、泄泻、痢疾、水肿。②便血。③背痛。

（13）**胃俞**（BL21）　　背俞穴

【定位】在背部，当第12胸椎棘突下，旁开1.5寸。

【主治】①胃脘痛、腹胀、肠鸣、呕吐。②胸胁痛。

（14）**三焦俞**（BL22）　　背俞穴

【定位】在腰部，当第1腰椎棘突下，旁开1.5寸。

【主治】胃脘痛、腹胀、呕吐、完谷不化、肠鸣、胸胁痛。

（15）**肾俞**（BL23）　　背俞穴

【定位】在腰部，当第2腰椎棘突下，旁开1.5寸。

【主治】①遗精、阳痿、月经不调、白带。②遗尿、小便不利。③耳鸣、耳聋。④腰痛。

（16）**气海俞**（BL24）　　背俞穴

【定位】在腰部，当第3腰椎棘突下，旁开1.5寸。

【主治】腰痛、痛经、肠鸣、痔疾。

（17）**大肠俞**（BL25）　　背俞穴

【定位】在腰部，当第4腰椎棘突下，旁开1.5寸。

【主治】①腰痛。②腹胀、腹痛、泄泻、痢疾、便秘。

（18）**关元俞**（BL26）

【定位】在腰部，当第5腰椎棘突下，旁开1.5寸。

【主治】腹胀、泄泻、小便不利、遗尿、消渴、腰痛。

（19）**小肠俞**（BL27）　　小肠背俞穴

【定位】在骶部，当骶正中嵴旁1.5寸，平第1骶后孔。

【主治】遗精、遗尿、白带、小腹胀痛、泄泻痢疾、腰腿痛。

（20）**膀胱俞**（BL28）　　背俞穴

【定位】在骶部，当骶正中嵴旁1.5寸，平第2骶后孔。

【主治】①小便不利、遗尿。②泄泻、便秘。③腰骶疼痛。

（21）**次髎**（BL32）

【定位】在骶部，当髂后上棘内下方，正对第2骶后孔处。

【主治】①月经不调、痛经、赤白带下。②遗精、疝气、遗尿。③腰骶痛、下肢痿痹。

（22）**承扶**（BL36）

【定位】在大腿后面，臀下横纹的中点。

【主治】腰骶臀股部疼痛、痔疾。

（23）**殷门**（BL37）

【定位】在大腿后面，承扶与委中的连线上，承扶下6寸。

【主治】腰腿痛、下肢痿痹。

（24）**委中**（BL40）　　合穴，膀胱下合穴

【定位】在腘横纹中点，当股二头肌腱与半腱肌腱的中间。

【主治】①腰痛、背痛、下肢痿痹——"腰背委中求"。②腹痛、吐泻。③小便不利、遗尿。④丹毒。

（25）**志室**（BL52）

【定位】在腰部，当第2腰椎棘突下，旁开3寸。

【主治】①遗精、阳痿、小便不利、水肿。②腰脊强痛。

（26）**秩边**（BL54）

【定位】在臀部，平第4骶后孔，骶正中嵴旁开3寸。

【主治】①腰骶痛、下肢痿痹。②小便不利、阴痛。③痔疾、便秘。

现代应用：坐骨神经痛、截瘫、膀胱炎、睾丸炎。

（27）**承山**（BL57）

【定位】在小腿后面正中，委中与昆仑之间，当伸直小腿或足跟上提时腓肠肌肌腹下出现尖角凹陷处。

【主治】①痔疾、便秘。②腰背痛、腿拘急疼痛、脚气。

（28）**飞扬**（BL58）

【定位】在小腿后面，当外踝后昆仑直上7寸，承山外下方1寸处。

【主治】头痛、目眩、鼻塞、鼻衄、腰背痛、腿软无力、痔瘘、癫狂。

（29）**昆仑**（BL60）　　经穴

【定位】在足部外踝后方，当外踝尖与跟腱之间凹陷处。

【主治】①头痛、项强、目眩、鼻衄。②腰骶疼痛、脚跟肿痛。③癫痫。④难产。

（30）**申脉**（BL62）　　八脉交会穴——通阳跷脉

【定位】在足外侧部，外踝直下方凹陷中。

【主治】①头痛、眩晕、目赤痛。②癫狂、痫证日发、失眠。③腰腿酸痛。

（31）**至阴**（BL67）　　井穴

【定位】在足小趾末节外侧，距趾甲角0.1寸（指寸）。

【主治】①胎位不正、难产、胞衣不下。②头痛、目痛、鼻塞、鼻衄。

8. 足少阴肾经

足少阴肾经，起于足小趾下边，向内斜行，经过足心（涌泉），出于内踝的前下方（然谷），沿内踝之后（太溪、大钟、水泉、照海），进入足跟，上至小腿下部（复溜、交信，交会于三阴交），出腘窝内侧（阴谷），上大腿内侧面的后部，通过脊柱（交会于长强）属于肾，络于膀胱（肓俞、中注、四满、气穴、大赫、横骨，会关元、中极）。

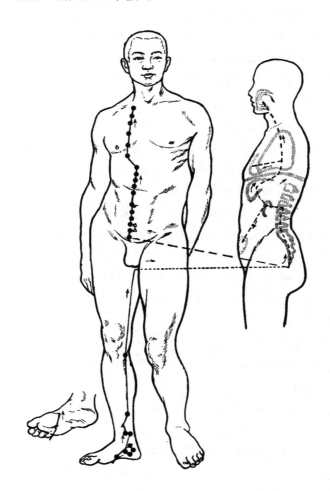

图 11　足少阴肾经循行示意图

它直行的支脉：从肾向上（商曲、石关、阴都、通谷、幽门），通过肝、膈，进入肺中（步廊、神封、灵墟、神藏、彧中、俞府），沿着喉咙，夹舌根旁（通于廉泉）。它的支脉：从肺出来，络于心，流注于胸中，交于手厥阴心包经。

足少阴肾经的主要病候是：咳血，气喘，口干舌燥，咽喉肿痛，水肿，便秘，腹泻，腰痛，足心发热，还有经脉所过部位脊柱、大腿后侧部的疼痛无力等。

足少阴肾经穴位的主治病证是：妇科病，外生殖器病，肾、肺、咽喉及经脉循行经过部位的其他病症。

肾经共有 27 个穴位：涌泉、然谷、太溪、大钟、水泉、照海、复溜、交信、筑宾、阴谷、横骨、大赫、气穴、四满、中注、肓俞、商曲、石关、阴都、通谷、幽门、步廊、神封、灵墟（xū）、神藏、彧（yù）中、俞府。

肾经经脉与多个脏器发生联系，其腧穴可治疗多个脏腑疾病，具有温肾纳气、利尿消肿、滋阴降火、宁心安神、温运脾阳等功效。主治腰痛、小便不利、阳痿、遗精等肾与膀胱疾病；失眠、健忘、胸痛、咳喘、咽喉肿痛等心肺疾病；疝气、少腹胀、月经不调、崩漏、子宫脱垂、黄疸、食欲不振、腹胀、泄泻、便秘等肝脾疾病。

（1）**涌泉**（KI1）　井穴

【定位】在足底部，卷足时足前部凹陷处，约当足底第 2、第 3 趾趾缝纹头端与足跟连线的前 1/3 与后 2/3 交点上。

【主治】①昏迷、晕厥、癫痫、小儿惊风。②头痛、头晕、目眩、失音。③小便不利、便秘。

（2）**太溪**（KI3）　输穴，原穴

【定位】在足内侧内踝后方，当内踝尖与跟腱之间的凹陷处。

【主治】①遗精、阳痿、月经不调、小便频数。②气喘、咳血。③齿痛、耳鸣、耳聋。④失眠。⑤腰痛。

（3）**照海**（KI6）八脉交会穴——通阴跷脉

【定位】在足内侧，内踝尖下方凹陷处。

【主治】①咽干、咽痛。②痫证夜发、失眠、嗜睡。③小便不利、小便频数、便秘。④月经不调、阴挺、带下。

（4）**横骨**（KI11）

【定位】在下腹部，当脐中下 5 寸，前正中线旁开 0.5 寸。

【主治】少腹胀痛、遗精、阳痿、遗尿、小便不利、疝气。

（5）**大赫**（KI12）

【定位】在下腹部，当脐中下 4 寸，前正中线旁开 0.5 寸。

【主治】阴挺、遗精、带下、月经不调、痛经、泄泻。

（6）**盲俞**（KI16）

【定位】在腹中部，当脐中旁开 0.5 寸。

【主治】腹痛、腹胀、呕吐、便秘、泄泻。

（7）**俞府**（KI27）

【定位】在胸部，当锁骨下缘，前正中线旁开 2 寸。

【主治】①胸痛、咳嗽、气喘。②呕吐。

9. 手厥阴心包经

手厥阴心包经，起于胸中，出属于心包，通过膈肌，经过胸部、上腹和下腹，络于三焦。

它的支脉：沿胸内出胁部，当腋下三寸处（天池），向上到腋下，沿上臂内侧（天泉），行于手太阴经、手少阴经之间，进入肘中（曲泽），下行于前臂内侧，走两筋（桡侧腕屈肌腱与掌长肌腱）之间（郄门、间使、内关、大陵），进入掌中（劳宫），沿中指桡侧出于末端（中冲）。

它的支脉：从掌中分出，沿无名指出于末端，交于手少阳三焦经。

手厥阴心包经的主要病候是：心痛，胸闷，心慌，心烦，精

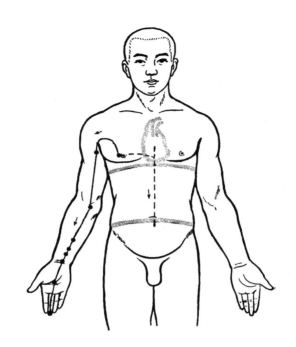

图 12　手厥阴心包经循行示意图

神病，腋窝肿胀，掌心发热，还有经脉所过部位如上臂部、肘部的疼痛痉挛等。

　　手厥阴心包经穴位的主治病证是：心、胸、胃、神志病以及经脉循行经过部位的其他病症。

　　本经穴位共有 9 个：天池、天泉、曲泽、郄门、间使、内关、大陵、劳宫、中冲。

　　本经腧穴具有清泻心火、宽胸理气、养阴止汗、凉血止血、和胃降逆等功效。主治心慌、心悸、癫狂痫证、惊恐、善悲等神志病；心痛、胸痛、胁肋痛、腋下肿痛、咳嗽、气喘、痰多等心胸疾病；疥疮、体癣、疮疡、鹅掌风等皮肤疾病；胃痛、呕吐、呕血等胃病。

（1）**天池**（PC1）

【定位】在胸部，当第 4 肋间隙，乳头外 1 寸，前正中线旁开 5 寸。

【主治】咳嗽、气喘、胸闷、心烦、胁肋疼痛。

（2）**曲泽**（PC3）　合穴

【定位】在肘横纹中，当肱二头肌腱的尺侧缘。

【主治】①心痛、心悸。②胃痛、呕吐、泄泻。③热病。④肘臂挛痛。

（3）**内关**（PC6）　络穴，八脉交会穴——通阴维脉

【定位】在前臂掌侧，当曲泽与大陵的连线上，腕横纹上 2 寸，掌长肌腱与桡侧腕屈肌腱之间。

【主治】①心痛、心悸、胸痛、胸闷。②胃痛、呕吐、呃逆。③失眠、癫狂。④眩晕、偏头痛、热病。⑤上肢痹痛、偏瘫。

（4）**大陵**（PC7）　输穴，原穴

【定位】在腕掌横纹的中点处，当掌长肌腱与桡侧腕屈肌腱之间。

【主治】①心痛、心悸。②胃痛、呕吐。③癫狂。④疮疡。⑤胸胁痛、腕臂痛。

（5）**劳宫**（PC8）　荥穴

【定位】在手掌心，当第 2、第 3 掌骨之间偏于第 3 掌骨，握拳屈指时中指尖处。

【主治】①口疮、口臭。②心痛、呕吐。③癫狂痫。④鹅掌风。

（6）**中冲**（PC9）　井穴

【定位】在手中指末节尖端中央。

【主治】①昏迷、中暑、晕厥、小儿夜啼。②热病。③心痛。④舌强不语。

10. 手少阳三焦经

手少阳三焦经，起于无名指末端（关冲），上行小指与无名指之间（液门），沿着手背（中渚、阳池），出于前臂伸侧两骨（尺骨、桡骨）之间（外关、支沟、会宗、三阳络、四渎），向上通过肘尖（天井），沿上臂外侧（清冷渊、消泺），向上通过肩部（臑会、肩髎），交出足少阳经的后面（天髎、会秉风、肩井、大椎），进入缺盆（锁骨上窝），分布于膻中（纵隔中），散络于心包，通过膈肌，广泛遍属于上、中、下三焦。

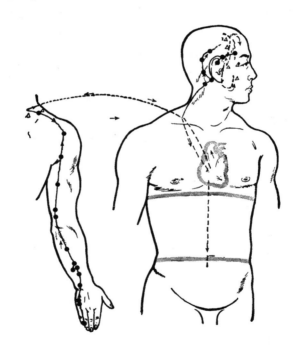

图 13　手少阳三焦经循行示意图

它的支脉：从膻中上行，出锁骨上窝，上向颈旁，连系耳后（天牖、翳风、瘈脉、颅息），直上出耳上方（角孙，会颔厌、悬厘、上关），弯下向面颊，至眼下（颧髎）。

它的支脉：从耳后进入耳中，出走耳前（和髎、耳门，会听会），经过上关前，交面颊，到外眼角（丝竹空，会瞳子髎），交于足少阳胆经。

手少阳三焦经的主要病候是：腹胀，水肿，遗尿，小便不利，耳聋，耳鸣，咽喉肿痛，目赤肿痛，面颊肿，还有经脉所过部位耳后、肩臂肘部外侧的疼痛等。

手少阳三焦经穴位的主治病证是：头、耳、目、胸部、胁肋部、咽喉病，热病以及经脉循行经过部位的其他病症。

三焦经共有 23 个腧穴 ：关冲、液门、中渚（zhǔ）、阳池、外关、支沟、会宗、三阳络、四渎、天井、清冷渊、消泺、臑会、肩髎、天髎、天牖（yǒu）、翳风、瘛（qì 或 chì）脉、颅息、角孙、耳门、和髎、丝竹空。

本经腧穴具有清热解毒止痛、调理脾胃、平肝熄风、利水通经等功效。主治偏正头痛、目痛、耳鸣、齿痛等头面部疾病；癫痫、多梦等神志病以及热病。

（1）**关冲**（SJ1）　井穴

【定位】在手环指末节尺侧，距指甲角 0.1 寸（指寸）。

【主治】①头痛、目赤、耳聋、咽喉肿痛。②热病、昏厥。

（2）**中渚**（SJ3）　输穴

【定位】在手背部，当环指本节（掌指关节）的后方，第4、第5掌骨间凹陷处。

【主治】①耳聋、耳鸣。②头痛、目赤、咽喉肿痛、热病。③手指不能屈伸。

（3）**阳池**（SJ4）　原穴

【定位】在腕背横纹中，当指伸肌腱的尺侧缘凹陷处。

【主治】①消渴、疟疾。②腕痛。③耳聋、目赤肿痛、咽喉肿痛。

（4）**外关**（SJ5）　　络穴，八脉交会穴——通阳维脉

【定位】在前臂背侧，当阳池与肘尖的连线上，腕背横纹上2寸，尺骨与桡骨之间。

【主治】①热病。②偏头痛、耳鸣、耳聋、目赤肿痛。③胸胁痛、上肢痹痛。

（5）**天井**（SJ10）　　合穴

【定位】在臂外侧，屈肘时当肘尖直上1寸凹陷处。

【主治】偏头痛、耳聋、瘰疬、胸胁痛、癫痫。

（6）**臑会**（SJ13）

【定位】在臂外侧，当肘尖与肩髎的连线上，肩髎下3寸，三角肌的后下缘。

【主治】瘿气、瘰疬、上肢痹痛。

（7）**肩髎**（SJ14）

【定位】在肩部，肩髃后方，当臂外展时，于肩峰后下方呈现凹陷处。

【主治】肩臂疼痛不举、上肢不遂。

（8）**翳风**（SJ17）

【定位】在耳垂后方，当乳突与下颌角之间的凹陷处。

【主治】①耳聋、耳鸣。②口眼歪斜、牙关紧闭、齿痛、颊肿。③瘰疬。

（9）**丝竹空**（SJ23）

【定位】在面部，当眉梢凹陷处。

【主治】①目赤肿痛、目眩、眼睑瞤动。②头痛、齿痛。③癫狂痫。

11. 足少阳胆经

足少阳胆经，起于外眼角（瞳子髎），上行到额角，下耳后（风池），沿颈旁，行手少阳三焦经之前（经天容），至肩上退后，

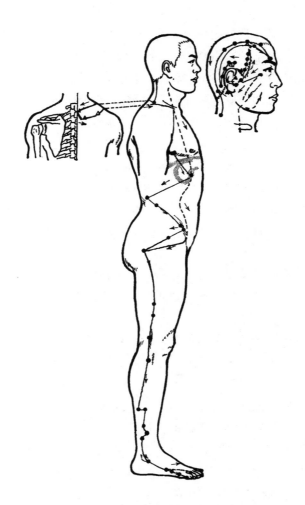

图 14　足少阳胆经循行示意图

交出手少阳三焦经之后（会大椎，经肩井，会秉风），进入缺盆
（锁骨上窝）。

它的支脉：从耳后进入耳中（会翳风），走耳前（听会、上
关，会听宫、下关），至外眼角后。

另一支脉：从外眼角分出，下向大迎，会合手少阳三焦经至眼下；下行经下颌角（颊车），下行颈部，会合于锁骨上窝（缺盆）。由此下向胸中，通过膈肌，络于肝，属于胆；沿胁里，出于气街（腹股沟动脉处），绕阴部毛际，横向进入髋关节部。

其主干（直行脉）：从锁骨上窝（缺盆）下至腋下，沿胸侧，过季胁（日月、京门，会章门），向下会合于髋关节部（带脉、五枢、维道、居髎……会环跳），由此向下，沿大腿外侧（风市、中渎），出膝外侧（膝阳关），下向腓骨头前（阳陵泉），直下到腓骨下段（阳交、外丘、光明、阳辅、悬钟），下出外踝之前（丘墟），沿足背至第四趾外侧（足临泣、地五会、侠溪、足窍阴）。

它的支脉：从足背分出，进入足大拇趾趾缝间，沿第一、二跖骨间，出趾端，回转来通过爪甲，出于趾背毫毛部，交于足厥阴肝经。

足少阳胆经的主要病候是：口苦，头晕，头痛，疟疾，外眼角痛，腋下肿胀，还有经脉所过部位胸、胁、大腿及下肢外侧痛，足外侧痛或发热等。

足少阳胆经穴位的主治病证是：侧头、目、耳、咽喉病，神志病，热病及经脉循行部位的其他病症。

胆经共有 44 个腧穴：瞳子髎、听会、上关、颔厌、悬颅、悬厘、曲鬓、率谷、天冲、浮白、头窍阴、完骨、本神、阳白、头临泣、目窗、正营、承灵、脑空、风池、肩井、渊腋、辄（zhé）筋、日月、京门、带脉、五枢、维道、居髎、环跳、风市、中渎、阳关、阳陵泉、阳交、外丘、光明、阳辅、悬钟、丘墟、足临泣、侠溪、地五会、足窍阴。

本经腧穴具有清利肝胆、和解少阳、平肝熄风、利水消肿、调和脾胃等功效。主治头痛、耳聋、目眩、颔肿等头面五官疾病；月经不调、带下等妇科疾病以及神志病。

（1）**瞳子髎**（GB1）

【定位】在面部，目外眦旁，当眶外侧缘处。

【主治】①目赤肿痛、目翳、青盲。②头痛。

（2）**风池**（GB20）　交会穴（足少阳、阳维之会）

【定位】在项部，当枕骨之下，与风府相平，胸锁乳突肌与斜方肌上端之间的凹陷处。

【主治】①头痛、目眩、目赤肿痛、鼻渊、鼻衄、耳鸣。②颈项强痛。③感冒。④中风。⑤热病、疟疾、瘿气。⑥癫痫。

（3）**肩井**（GB21）

【定位】在肩上，当大椎与肩峰端连线的中点。

【主治】①头项强痛、肩背疼痛、上肢不遂。②乳痈、乳汁不下、难产。③瘰疬。

（4）**日月**（GB24）　胆募穴

【定位】在上腹部，当乳头直下，第7肋间隙，前正中线旁开4寸。

【主治】①胸胁疼痛、黄疸。②呕吐、吞酸、呃逆。

（5）**环跳**（GB30）

【定位】在股外侧部，侧卧屈股，当股骨大转子最凸点与骶管裂孔连线的外1/3与中1/3交点处。

【主治】腰胯疼痛、下肢痿痹、半身不遂。

（6）**风市**（GB31）

【定位】在大腿外侧部的中线上，当腘横纹上7寸；或直立垂手时，中指尖处。

【主治】①下肢痿痹、麻木、半身不遂、脚气。②遍身瘙痒。

（7）**膝阳关**（GB33）

【定位】在膝外侧，当阳陵泉上3寸，股骨外上髁上方的凹陷处。

【主治】膝腘肿痛挛急、小腿麻木。

（8）**阳陵泉**（GB34）　合穴，胆下合穴，八会穴——筋会

【定位】在小腿外侧，当腓骨头前下方凹陷处。

【主治】①下肢痿痹、麻木、半身不遂、脚气。②胁痛、口苦、黄疸、呕吐。③小儿惊风。

（9）**光明**（GB37）　络穴

【定位】在小腿外侧，当外踝尖上5寸，腓骨前缘。

【主治】①目痛、夜盲。②下肢痹痛。③乳胀痛。

（10）**阳辅**（GB38）

【定位】在小腿外侧，当外踝尖上4寸，腓骨前缘稍前方。

【主治】偏头痛、目外眦痛、咽喉肿痛、瘰疬、胸胁胀痛、脚气、下肢痿痹、半身不遂。

（11）**悬钟**（GB39）　八会穴——髓会

【定位】在小腿外侧，当外踝尖上3寸，腓骨前缘。

【主治】①项强、胸胁胀痛、下肢痿痹、脚气。②咽喉肿痛。

（12）**丘墟**（GB40）　原穴

【定位】在足外踝的前下方，当趾长伸肌腱的外侧凹陷处。

【主治】①胸胁胀痛、下肢痿痹。②疟疾。

（13）**足临泣**（GB41）　输穴，八脉交会穴——通带脉

【定位】在足背外侧，当足4趾本节（第4跖趾关节）的后方，小趾伸肌腱外侧凹陷处。

【主治】①偏头痛、目赤肿痛、胁肋胀痛、足跗肿痛。②乳痛、月经不调。③疟疾。

（14）**地五会**（GB42）

【定位】在足背外侧，当足4趾本节（第4跖趾关节）的后方，第4、第5跖骨之间，小趾伸肌腱的内侧缘。

【主治】头痛、目赤、耳鸣、胁痛、乳痛、内伤吐血、足背肿痛。

（15）**侠溪**（GB43）　荥穴

【定位】在足背外侧，当第4、第5趾间，趾蹼缘后方赤白

肉际处。

【主治】头痛、目眩、耳鸣、耳聋、目赤肿痛、热病、胁肋疼痛、乳痈。

（16）**足窍阴**（GB44）　井穴

【定位】在足第4趾末节外侧，距趾甲角0.1寸（指寸）。

【主治】头痛、目赤肿痛、耳聋、咽喉肿痛、热病、失眠、胁痛、咳逆、月经不调。

12. 足厥阴肝经

足厥阴肝经，起于大趾背毫毛部（大敦），向上沿着足背内侧（行间、太冲），离内踝一寸（中封），上行小腿内侧（会三阴交，经蠡沟、中都、膝关），离内踝上八寸处交出足太阴脾经之后，上膝腘内侧（曲泉），沿着大腿内侧，进入阴毛中，环绕阴部，至小腹，夹胃旁边，属于肝，络于胆（章门、期门）；向上通过膈肌，分布胁肋部，沿气管的后方，向上进入颃颡（喉头鼻咽部），连接目系（眼球后的脉络联系），上行出于额部，与督脉会合于头顶。

它的支脉：从目系下向颊里，环绕唇内。

它的支脉：从肝分出，通过膈肌，向上流注于肺，与手太阳肺经相接。

足厥阴肝经的主要病候是：腰痛，胸部胀满，打嗝，遗尿，小便不利，疝气，少腹肿等。

足厥阴肝经穴位的主治病证是：肝病，妇科病，外生殖器病以及经脉循行经过部位的其他病症。

肝经共有14个腧穴：大敦、行间、太冲、中封、蠡（lí）沟、中都、膝关、曲泉、阴包、足五里、阴廉、急脉、章门、期门。

本经腧穴具有疏肝理气、平肝潜阳、熄风镇惊、调和脾胃、

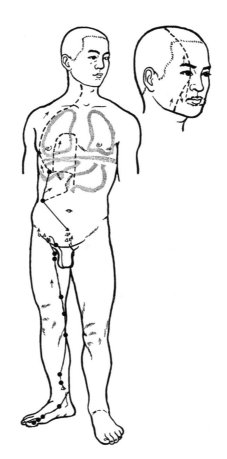

图 15 足厥阴肝经循行示意图

清热解毒止痛等功效。主治少腹痛、胁痛、疝气、小便不利、遗精等肝肾疾病；月经不调、崩漏等妇科疾病；腹胀、腹泻等脾胃疾病；癫狂、咳喘、咽痛等心肺疾病。

（1）**大敦**（LR1） 井穴

【定位】在足大趾末节外侧，距趾甲角 0.1 寸（指寸）。

【主治】①经闭、崩漏、阴挺。②疝气、遗尿。③癫痫。

（2）**太冲**（LR3）　输穴，原穴

【定位】在足背侧，当第 1 跖骨间隙的后方凹陷处。

【主治】①头痛、眩晕、目赤肿痛、口㖞。②癫痫、小儿惊风。③疝气、崩漏、月经不调、遗尿。④下肢痿痹。

（3）**中封**（LR4）　经穴

【定位】在足背侧，当足内踝前，商丘与解溪连线之间，胫骨前肌腱的内侧凹陷处。

【主治】疝气、遗精、小便不利、腹痛、内踝肿痛。

（4）**膝关**（LR7）

【定位】在小腿内侧，当胫骨内上髁的后下方，阴陵泉后 1 寸，腓肠肌内侧头的上部。

【主治】膝髌肿痛、下肢痿痹。

（5）**曲泉**（LR8）　合穴

【定位】在膝内侧，屈膝，当膝关节内侧面横纹内侧端，股骨内侧髁的后缘，半腱肌、半膜肌止端的前缘凹陷处。

【主治】①月经不调、痛经、阴痒、带下。②遗精。③腹痛、小便不利。④膝痛。

（6）**章门**（LR13）　脾募穴，八会穴——脏会

【定位】在侧腹部，当第 11 肋游离端的下方。

【主治】①腹胀、泄泻。②胁痛、痞块。

（7）**期门**（LR14）　肝募穴

【定位】在胸部，当乳头直下，第 6 肋间隙，前正中线旁开 4 寸。

【主治】①胸胁胀痛、乳痈。②腹胀、呕吐。

13. 督脉

督脉循行：起于小腹内（肾下胞中），下出于会阴部，向后行于脊柱的内部，直上至项后枕骨大孔处（风府），进入脑内，

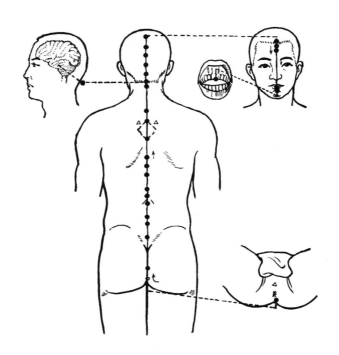

图 16　督脉循行示意图

　　然后回出来，向上行于巅顶，在百会与肝经、膀胱经、胆经等相交会，沿前额正中下行鼻柱经人中止唇系带。

　　督脉的主要病候是：脊柱强痛，角弓反张，头疼，癫狂痫等。

　　督脉穴位的主治病证是：神志病，热病，腰额、背、头项局部病症及相应的内脏疾病。

　　督脉共有 28 个腧穴：长强、腰俞、阳关、命门、悬枢、脊中、中枢、筋缩、至阳、灵台、神道、身柱、陶道、大椎、哑门、风府、脑户、强间、后顶、百会、前顶、囟（xìn）会、上星、神庭、素髎、水沟、兑端、龈交。

本经腧穴具有补益中气、回阳固脱、醒神开窍、宁心安神、调理脾胃、清热解表止痛、通经活络等功效。主治昏厥、不省人事、中暑等急证及热病；惊悸、癫痫、癔病等神志病；肛肠疾病以及腧穴相应脊髓节段的各内脏疾病。

（1）**长强**（DU1）　络穴

【定位】在尾骨端下，当尾骨端与肛门连线的中点处。

【主治】①泄泻、便秘、便血、痔疾、脱肛。②癫狂痫。③腰脊、尾骶疼痛。

现代应用：婴幼儿腹泻、肛裂、痔疮、癔病、精神分裂症。

【附注】不可直刺，以免刺穿直肠，引起感染。

（2）**命门**（DU4）

【定位】在腰部，当后正中线上，第2腰椎棘突下凹陷中。

【主治】①阳痿、遗精、月经不调、带下。②泄泻。③腰脊强痛。

现代应用：前列腺炎、肾功能低下、胃下垂。

（3）**至阳**（DU9）

【定位】在背部，当后正中线上，第7胸椎棘突下凹陷中。

【主治】①黄疸、胸胁胀满。②咳喘。③背痛、脊强。

现代应用：胆囊炎、胆道蛔虫症、胃肠炎、肋间神经痛。

（4）**神道**（DU11）

【定位】在背部，当后正中线上，第5胸椎棘突下凹陷中。

【主治】心悸、健忘、咳嗽、脊背强痛。

（5）**大椎**（DU14）

【定位】在后中线上，第7颈椎棘突下凹陷中。

【主治】①热病、疟疾。②咳嗽、气喘、骨蒸盗汗。③癫狂痫、头痛项强。④风疹。

（6）**风府**（DU16）

【定位】在项部，当后发际正中直上1寸，枕外隆凸直下，两侧斜方肌之间凹陷中。

【主治】①头痛、项强、眩晕。②咽喉肿痛、失音。③癫狂、中风。

现代应用：神经性头痛、颈项神经及肌肉痛、感冒、癔病。

【附注】针尖不要向上，不可深刺，以免刺入枕骨大孔，误伤延髓。

（7）**百会**（DU20）

【定位】在头部，当前发际正中直上 5 寸，或两耳尖连线的中点处。

【主治】①头痛、眩晕。②癫狂、中风失语、不寐。③脱肛、阴挺。

（8）**神庭**（DU24）

【定位】在头部，当前发际正中直上 0.5 寸。

【主治】头痛、眩晕、失眠、鼻渊、癫痫。

（9）**水沟**（DU26）　交会穴（手足阳明、督脉之会）

【定位】在面部，当人中沟的上 1/3 与中 1/3 交点处。

【主治】①昏迷、晕厥、小儿惊风、癫狂痫。②口歪。③腰脊强痛

（10）**龈交**（DU28）

【定位】在上唇内，唇系带与上齿龈的相接处。

【主治】癫狂、齿龈肿痛、口歪、口臭、鼻渊。

14. 任脉

任脉起于小腹内（肾下胞中），下出于会阴部会阴穴，向上行于阴毛部，沿着腹内，向上经过关元与阴经相交会，又经神阙（脐）等穴，到咽喉部，再上行环绕口唇，经过面部，进入目眶下（承泣）。

任脉的主要病候是：疝气，带下，腹中结块，癃闭，不孕等。

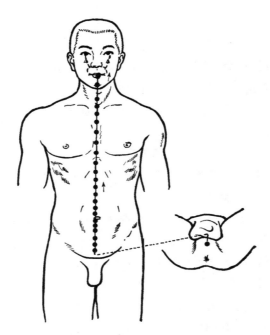

图 17　任脉循行示意图

　　任脉穴位的主治病证是：头面、颈、胸、腹的局部病证及相应的内脏器官疾病如泌尿、生殖方面的病症。少数经穴有强壮作用，还可以治疗神志病。

　　任脉共有 24 个腧穴：会阴、曲骨、中极、关元、石门、气海、阴交、神阙（què）、水分、下脘、建里、中脘、上脘、巨阙、鸠尾、中庭、膻（tán）中、玉堂、紫宫、华盖、璇（xuán）玑、天突、廉泉、承浆。

　　本经腧穴具有补益中气、回阳固脱、温阳利水、宁心安神、调理脾胃、理气通络止痛等功效。主治阳痿、遗精、小便不利、疝气等肝肾疾病；腹胀、呕吐、泄泻等脾胃疾病；月经不调、带下等妇科疾病；心悸、失眠、咳喘、胸痛、咽喉肿痛等心肺疾病。

（1）**会阴**（RN1）

【定位】在会阴部，男性当阴囊根部与肛门连线的中点，女性当大阴唇后联合与肛门连线的中点。

【主治】小便不利、阴痛、痔疾、遗精、月经不调、癫狂、溺水窒息。

（2）**关元**（RN4）　小肠募穴。

【定位】在下腹部，前正中线上，当脐中下 3 寸。

【主治】① 虚劳羸瘦、中风脱症。② 遗精、阳痿、月经不调、带下、不孕。③ 遗尿、小便频数。④腹痛、泄泻、疝气。

（3）**气海**（RN6）

【定位】在下腹部，前正中线上，当脐中下 1.5 寸。

【主治】①腹痛、泄泻、便秘、疝气。②虚脱。③遗精、阳痿、月经不调、经闭。④遗尿。

（4）**神阙**（RN8）

【定位】在腹中部，脐中央。

【主治】①虚脱、中风脱证。②腹痛、泄泻、脱肛。③水肿。

（5）**水分**（RN9）

【定位】在上腹部，前正中线上，当脐中上 1 寸。

【主治】水肿、小便不通、腹泄、腹痛、反胃、吐食。

（6）**中脘**（RN12）　胃募穴，八会穴——腑会

【定位】在上腹部，前正中线上，当脐中上 4 寸。

【主治】① 胃痛、呕吐、吞酸、食不化、腹胀、泄泻、黄疸。②癫狂。

（7）**膻中**（RN17）　心包募穴，八会穴——气会

【定位】在胸部，当前正中线上，平第 4 肋间，两乳头连线的中点。

【主治】①胸痛、咳嗽、气喘。②心痛、心悸。③呕吐、噎

膈。④ 乳少。

现代应用：支气管哮喘、支气管炎、心绞痛、食管狭窄、肋间神经痛、乳腺炎。

【附注】禁用电针。

（8）**承浆**（RN24）　交会穴——手足阳明、任脉、督脉之会。

【定位】在面部，当颏唇沟的正中凹陷处。

【主治】① 口歪、齿龈肿痛、流涎、暴喑。② 癫狂。

15. 经外奇穴

（1）**四神聪**

【定位】在头顶部，当百会前后左右各 1 寸，共 4 穴。

【主治】①头痛、眩晕。②失眠、健忘、癫痫。

（2）**印堂**

【定位】在额部，当两眉头的中间。

【主治】①头痛、眩晕、鼻衄、鼻渊。②失眠、小儿惊风。

（3）**鱼腰**

【定位】在额部，瞳孔直上，眉毛中。

【主治】眉棱骨痛、眼睑瞤动、眼睑下垂、目赤肿痛、口眼歪斜、目翳。

（4）**太阳**

【定位】在颞部，当眉梢与目外眦之间，向后约一横指的凹陷处。

【主治】①偏正头痛、牙痛。②目赤肿痛、目眼歪斜。

（5）**牵正**

【定位】在面颊部，耳垂前 0.5～1 寸处。

【主治】口歪、口疮。

（6）**安眠**

【定位】在项部，当翳风穴与风池穴连线的中点。

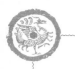

【主治】失眠、头痛、眩晕、心悸、癫狂。

（7）**子宫**

【定位】在下腹部，当脐中下 4 寸，中极旁开 3 寸。

【主治】阴挺、月经不调、痛经。

现代应用：子宫脱垂、盆腔炎、不孕。

（8）**三角灸**

【定位】以患者两口角之间的长度为一边，作等边三角形，将顶角置于患者脐心，底边呈水平线，两底角处是该穴。

【主治】疝气、腹痛。

（9）**定喘**

【定位】在背部，当第 7 颈椎棘突下，旁开 0.5 寸。

【主治】①咳嗽、气喘。②肩背痛。

现代应用：慢性支气管炎、支气管哮喘、肺结核、落枕、肩背神经痛。

（10）**夹脊**

【定位】在背腰部，当第 1 胸椎至第 5 腰椎棘突下两侧，后正中线旁开 0.5 寸，一侧 17 穴，左右共 34 穴。

【主治】①上部治疗上肢病、心肺疾患。②中部治疗胃肠疾患。③下部治疗腰部、腹部、下肢疾患。

（11）**胃脘下俞**

【定位】在背部，当第 8 胸椎棘突下，旁开 1.5 寸

【主治】胃痛、腹痛、胸胁痛、消渴。

（12）**痞根**

【定位】在腰部，当第 1 腰椎棘突下，旁开 3.5 寸。

【主治】痞块、腰痛。

（13）**腰眼**

【定位】在腰部，当第 4 腰椎棘突下，旁开约 3.5 寸凹陷中。

【主治】腰痛、月经不调、带下。

（14）腰奇

【定位】在骶部，当尾骨端直上2寸，骶角之间凹陷中。

【主治】癫痫、头痛、失眠、便秘。

（15）肩前

【定位】在肩部，正坐垂臂，当腋前皱襞顶端与肩髃穴连线的中点。

【主治】肩臂痛、臂不能举。

（16）肘尖

【定位】在肘后部，屈肘当尺骨鹰嘴的尖端。

【主治】瘰疬、痈疽、肠痈。

（17）二白

【定位】在前臂掌侧，腕横纹上4寸，桡侧腕屈肌腱的两侧，一侧各1穴，一臂2穴，左右两臂共4穴。

【主治】痔疾、脱肛、前臂痛、胸胁痛。

（18）落枕

【定位】在手背侧，当第2、第3掌骨间，指掌关节后约0.5寸处。

【主治】落枕、手臂痛、胃痛。

（19）八邪

【定位】在手背侧，微握拳，第1至第5指间，指蹼缘后方赤白肉际处，左右共8穴。

【主治】①手背肿痛、麻木、毒虫、蛇咬伤。②烦热、目痛。

（20）四缝

【定位】在第2至第5指掌侧，近端指关节的中央，一手4穴，左右共8穴。

【主治】小儿疳积、百日咳。

（21）鹤顶

【定位】在膝上部，髌底的中点上方凹陷处。

【主治】膝痛、足胫无力、瘫痪。

（22）膝眼

【定位】屈膝，在髌韧带两侧凹陷处。在内侧的称内膝眼，在外侧的称外膝眼。

【主治】膝痛、鹤膝风、腿脚重痛、脚气。

（23）胆囊

【定位】在小腿外侧上部，当腓骨小头前下方凹陷处（阳陵泉）直下2寸。

【主治】①急、慢性胆囊炎、胆石症、胆道蛔虫症、胆绞痛。②下肢痿痹。③胁痛。

（24）阑尾

【定位】在小腿前侧上部，当犊鼻下5寸，胫骨前缘旁开一横指。

【主治】①急慢性阑尾炎。②消化不良、纳呆、胃脘疼痛。③下肢痿痹。

（25）八风

【定位】在足背侧，第1至5趾间，趾蹼缘后方赤白肉际处，一足4穴，左右共8穴。

【主治】足跗肿痛、趾痛、麻木、脚气、毒虫、蛇咬伤。

五、实用砭石疗法

（一）常用操作手法

用砭石治病的方法称为砭术，但文献中有关砭术的记载却寥寥无几。本书第二章中引用的一些古书的记载，也多为极简单的论述。20世纪末耿乃光先生出版了《新砭石疗法》一书，提出了适合现代人的砭术十六法，即感、压、滚、擦、刺、划、叩、刮、扭、旋、振、拔、温、凉、闻、挝，对新砭石疗法的推广确实起到了重要的作用。几年来，经过大量的临床实践，我们在十六法的基础上摸索出一套实用砭石疗法，具体分为三类，即感应疗法、温度疗法、砭石手法。分述如下：

1. 感应疗法

（1）红外感应（图18）

将砭石置于人体体表，利用其特有的极远红外波辐射，达到对人体的治疗作用。此法在砭石治疗过程中无处不有，为最基本的砭石疗法。

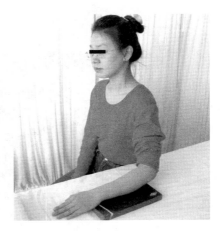

图18　红外感应

（2）声音感应（图19）

术者或患者敲击砭琴、砭磬，使之发出优美动听的音乐，患者听后精神得以愉悦，心理状态得到改善。多用于情绪焦躁，精神紧张的患者，如高血压、抑郁症、焦虑症、恐惧症、失眠等精神心理疾病。

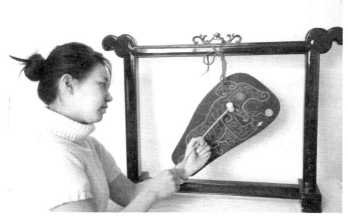

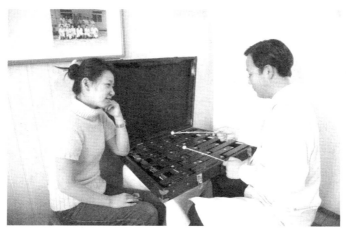

图 19　声音感应

2. 温度疗法

（1）温法（图 20）

以加热后的砭具直接或间接地置于人体体表，进行温烤，有散寒活血的作用。

注意事项：勿因温度过高而造成皮肤的烫伤。

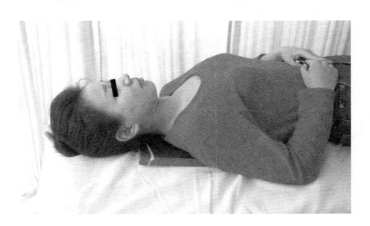

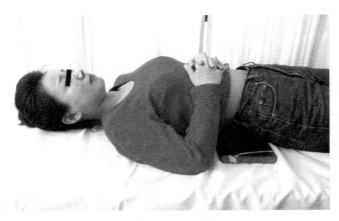

图 20-1　温法

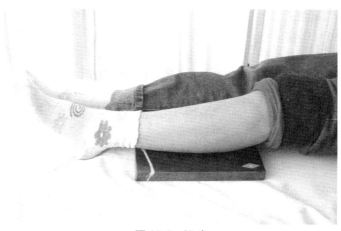

图 20-2　温法

（2）清法

将砭石冷却后置于肤表，吸收人体多余热量，有清镇退热的作用。

3. 砭石手法

术者手持砭具，按各种特定的技巧动作，在患者体表做有规律、有节奏的运动，以达到治疗目的的方法，称为砭石手法。手法要求持久、有力、和缓、均匀，以求达到"力至病所"的深透力。注意用力当轻而不浮、重而不滞，由轻到重，轻重相间，切禁粗暴野蛮。手法要求熟练，得心应手，勿须死执。一旦临症，自能机触于外，巧生于内，手随心转，法从手出。

根据手法动作形态的不同，现将其手法按推拿学分类法分为六大类：摩擦类、摆动类、挤压类、叩击类、振动类、拨动类。

手法总体注意事项：因砭石石质较硬，故术者在操作过程中，于患者皮肉较薄、骨骼显露之处用力须慎，以免造成皮肉损伤。

（1）摩擦类手法

摩擦类手法是以砭具平面或侧棱在体表作直线或环转运动，使产生大量而多频的超声波脉冲，从而发挥砭石的独特物理性能。

a. 摩法（图21）

操作方法：以砭具平面于体表作环转移动。

施术部位：常用于胸背、胁肋、腹部。

功能：疏通腠理、调和气机。

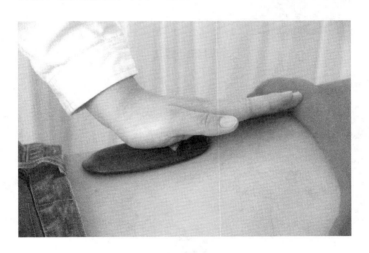

图21　摩法

b. 擦法（图22）

操作方法：以砭具平面或侧棱在体表作直线往复移动。

施术部位：可在人体各部位应用。

功能：行气活血、消肿止痛、散风祛寒、温阳补虚。

注意事项：应用此法时最好使砭具与皮肤直接接触，但因操作频率较快，应防止擦伤，可适当涂抹润滑油或药膏，减少摩擦。

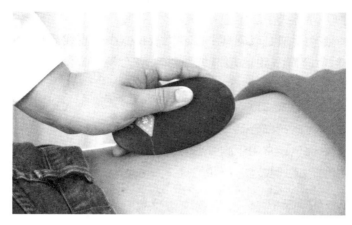

图 22　擦法

c. 推法（图 23）

操作方法：以手将砭具按压于体表，作直线单向移动。用力稳重，速度缓慢均匀。

施术部位：腰背、四肢部。

功能：提高肌肉兴奋性，促进经气及血液循环，疏通滞结。

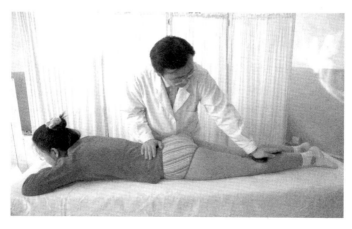

图 23　推法

d. 刮法（图 24）

操作方法：以砭具侧棱垂直方向移动，按所需方向刮擦体表，与刮痧类似。

施术部位：可在人体各部位使用（如用砭梳，则在头部）。

功能：宣散郁火、疏通经气、提神醒脑、镇静安眠。刮压深层组织，扩张毛细血管，加强微循环，兴奋末梢神经。

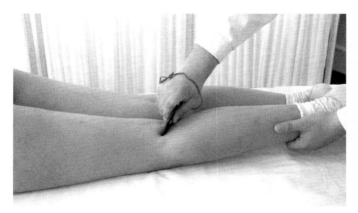

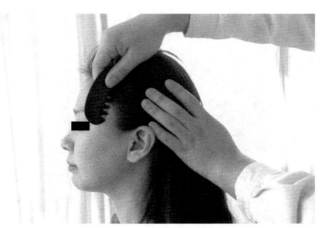

图 24　刮法

e. 抹法（图 25）

操作方法：以砭具小面在体表作单向或往返移动。

施术部位：常用于头面、颈部桥弓、手足心等部位。

功能：开窍醒神、降压明目、疏导气机。

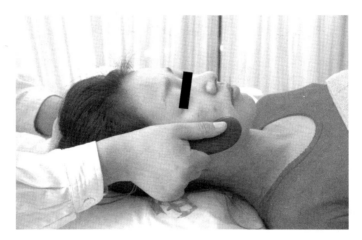

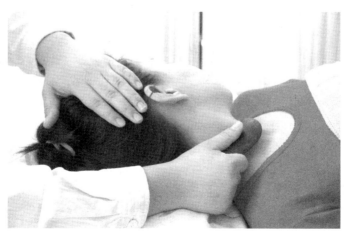

图 25　抹法

（2）摆动类手法

术者手持砭具作用于人体，以腕、肘、肩关节相配合作持续摆动。

a. 缠法（图 26）

操作方法：以砭尖抵住穴位或痛点，作高频往复摆动。

施术部位：可用于除头面及骨骼显露处以外的各穴位及痛点。

功能：行经气、活血脉、散瘀滞、止疼痛。

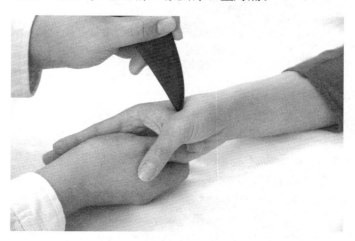

图 26　缠法

b. 揉法（图 27）

操作方法：以砭具平面或边尖，在体表摆动按揉。

施术部位：可用于全身各部。

功能：放松肌肉、活血祛瘀、行气导滞、消肿止痛。

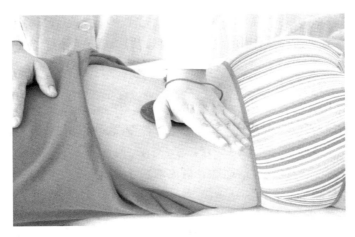

图 27　揉法

c. 滚法（图 28）

操作方法：以砭具在体表作往返滚动。

施术部位：多用于肩背腰臀及四肢各部肌肉丰满的部位。

功能：疏筋活血、滑利关节。缓解肌肉韧带痉挛，增强活动能力，促进循环，消除疲劳。

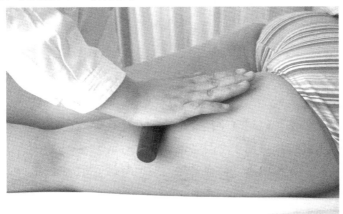

图 28　滚法

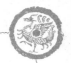

（3）挤压类手法

以砭具平面或尖端、侧棱对躯体施以压力。

a. 按法（图 29）

操作方法：以砭具平面置于体表，用单手或双手加以压力。

施术部位：多用于腰背及腿部。

功能：放松肌肉、开通闭塞、活血止痛。

注意事项：用力须由轻至重，不可用暴力猛然按压。

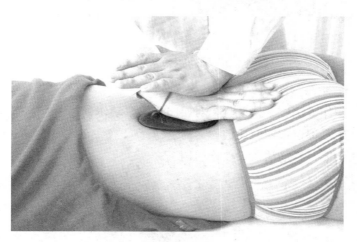

图 29　按法

b. 点法（图 30）

操作方法：以砭尖对穴位或病变局部施以压力。

施术部位：可广泛用于全身各部位。

功能：开通滞塞、运行经气、活血止痛、调整脏腑功能。

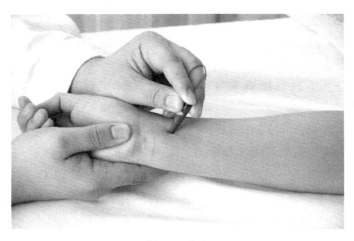

图30　点法

c. 拿法（图 31）

操作方法：手持砭具，对肌肉作捏拿动作。

施术部位：四肢肌肉。

功能：舒筋活血、放松肌肉。

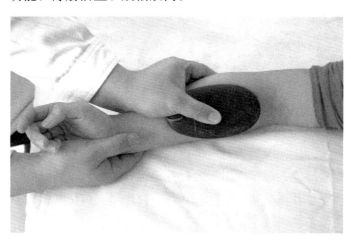

图31　拿法

（4）叩击类手法（图 32）

以砭具叩击躯体的方法。

操作方法：以砭具有节奏地叩击拍打躯体。

施术部位：肩颈、腰背、四肢。

功能：行气活血、疏经通络、开发腠理、宣畅气机。对于气血阻滞、感觉迟钝者尤为适宜。

注意事项：此法操作时用力要适度，轻巧灵活而有弹性。在胸胁等近内脏处，要减轻力度。不可用于骨骼显露部位。

五、实用砭石疗法

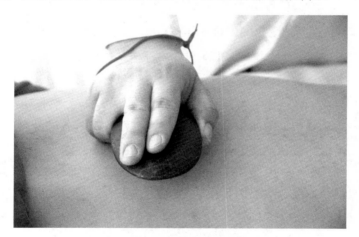

图 32　叩击类手法

（5）振动类手法（图 33）

以砭具的高频振动作用于人体的手法。

操作方法：术者手持砭具附于患者体表，发出高频振动。

施术部位：全身各部。

功能：调和气血、祛瘀消积、愉悦精神。

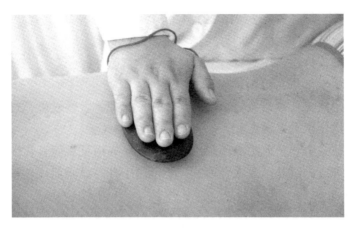

图 33　振动类手法

（6）拨动类手法（图 34）

操作方法：术者以砭具的边尖部分在体表往复拨动。

施术部位：多应用于肌肉筋腱或结节性病变。

功能：散结消滞、开通气血、放松筋肉。

注意事项：此法运用时需在保证一定力度的前提下，做到轻巧灵活，以免造成筋肉、皮肤的损害。

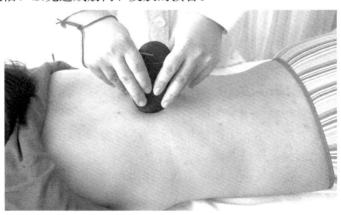

图 34　拨动类手法

（二）各科常见病的治疗

内　科

1. 感冒

感冒包括普通感冒和流行性感冒。普通感冒以上呼吸道局部症状重，全身症状轻为其临床特点。流行性感冒则起病急，发热、头痛、关节疼痛等全身症状较重，上呼吸道症状一般较轻。属于中医学"伤风"、"时行感冒"的范畴。

普通感冒，是鼻、鼻咽、咽喉等上呼吸道的急性炎症，常见的有急性鼻咽炎、急性咽炎、急性扁桃体炎等，也常统称为急性上呼吸道感染，简称"上感"。本病为临床常见病、多发病，发病率较高。一年四季均可发生，冬春季最多见。可发生于任何年龄，以小儿发病率最高。常呈散发性，偶可造成流行。

流行性感冒，是病毒所致的一种急性呼吸道传染病。主要通过飞沫与直接接触传播，具有高度传染性，常易造成大范围甚至世界性大流行。本节主要讨论普通感冒。

【病因病理】

感冒是由多种病毒、细菌引起的急性上呼吸道感染性疾病，有自愈趋向，病程大约 7 天左右，在目前尚无特效治疗手段的情况下，感冒的治疗着重于对症处理，减轻症状，缩短病程，促进早日康复。

【临床表现与诊断】

多有畏寒、发热、全身酸痛、头痛、乏力等。可见鼻塞、流涕、干咳、咽痛等，也可见以恶心、呕吐、腹泻为主的症状。病程一般 3 到 5 天。

【砭石治疗】（图 35）

（一）用砭具在患者肺经、大肠经循行部位及颈部做刮法 10 分钟。

（二）用砭具沿患者背部膀胱经做揉法 10 分钟。

（三）用砭具点按肺俞、人中、合谷、风池各 3 分钟。

（四）用加热的砭具在患者的劳宫、迎香、上星、大椎、涌泉穴反复摩擦，直到其感觉发烫。在摩擦时需小心操作，勿造成局部表皮的损伤。

（五）用加热砭板以患者大椎穴为中心做温法 30 分钟。

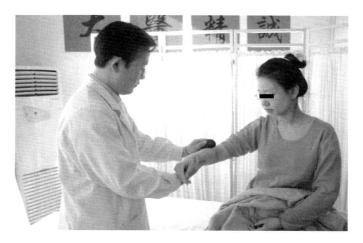

图 35　刮大肠经

【护理与预防】

（一）应卧床休息，保证足够睡眠，多饮水；在饮食上应进流质或半流质、清淡、高蛋白饮食，并应戒烟、戒酒；室内环境要保持一定的温、湿度，注意通风；同时减少外出及体力活动。

（二）适当补充维生素 C 和锌，以减轻感冒症状。

（三）注意保暖，尽量减少和人接触，避免造成传染。

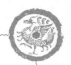

2. 慢性支气管炎

慢性支气管炎是气管、支气管黏膜及其周围组织的慢性非特异性炎症，临床表现为咳嗽、咯痰或伴喘息的反复发作的慢性过程。一般而言，有大量黏液脓性痰，出现慢性或反复发生有痰的咳嗽，每年持续三个月以上，并至少连续两年以上，即可诊断为慢性支气管炎。

【病因病理】

慢性支气管炎的病因一般分为内因和外因两个方面。

（一）内因：①自主神经系统（植物神经）功能失调。②呼吸道防御功能减退，即对吸入空气温度和湿度的调节作用、支气管黏膜对吸入异物的黏着作用、支气管分泌物及黏液纤毛运动系统的防御作用受到破坏而无法正常工作。③呼吸道免疫功能失常。④内分泌功能减退。⑤遗传因素。

（二）外因：①理化刺激因素，如吸烟，寒冷的气候和骤变的气温等气象因素，空气污染和职业因素等。空气污染因素主要有各种物质燃烧产生的废气、化工厂排放的毒气、机动车废气产生的烟雾或微粒等。职业因素是指再生产过程中接触或产生各种粉尘、有毒气体的行业，主要有采矿、水泥、陶瓷、玻璃生产业、纺织、粮食加工、化工生产等行业。②感染因素，包括病毒感染、细菌感染和其他病原微生物的感染。③过敏因素。

综合上述因素，当机体抵抗力减弱时，气道存在不同程度敏感性（易感性）的基础上，有一种或多种外因的存在，长期反复作用，造成呼吸上皮的损害，腺体萎缩、消失，细胞增生、肥大，管腔变细变窄，气道周围的结缔组织纤维化，逐渐发展成为慢性支气管炎，甚至发展成慢性阻塞性肺气肿或慢性肺心病。

【临床表现与诊断】

（一）典型症状

慢性支气管炎多发于 40 岁以上的中老年人。慢性支气管炎具有长期存在、进展缓慢的特点。季节、气候的变化及诱因的作用直接影响到病情的轻重。感冒是慢性支气管炎发作的最主要的诱因。戒烟可使大多数慢性支气管炎的患者症状减轻、缓解期延长。其临床症状如下：

①咳嗽　早期咳嗽声音清朗、有力，多为单声咳嗽或间歇咳嗽，白天多于晚上。病情加重时由于痰量增多，咳嗽声音变得重浊，多为连声咳嗽，夜间重于白天，临睡前或清晨起床时咳嗽更频。

②咳痰　咳痰是慢性支气管炎的主要症状之一。咳痰往往与咳嗽伴随出现，早期多为少量白色黏液泡沫状痰，受凉、感冒后可加重，继发细菌感染时痰色转为黄色黏液脓性。痰量以晚间入睡时及清晨较多，咳嗽剧烈时支气管黏膜微血管破裂，痰中可带血丝。

③喘息　早期喘息较轻，间歇出现，不影响睡眠或活动。随着病情发展可长年持久存在，喘息明显，不能平卧，影响睡眠和活动，使患者感到空气不足，呼吸费力，呼吸频率加快。

（二）重要体征

早期慢性支气管炎体征不明显。随疾病进展出现胸廓过度膨隆，前后径增加，横膈运动受限，呼吸音减低，心音遥远。此外，两肺底或肺野可有湿性啰音及（或）干性啰音。晚期患者呼吸困难加重，呼吸时常呈缩唇呼气，有杵状指、口唇发绀及右心衰竭体征。

【砭石治疗】（图 36）

（一）用加热砭板在患者上背部和前胸做温法各 20 分钟。

（二）用砭具点按肺俞、膏肓、肾俞、定喘、膻中、中脘、关元、气海、尺泽、合谷、丰隆、足三里各 1 分钟，中等度刺激。

（三）用砭具在患者胸部做环转的摩法 10 分钟。

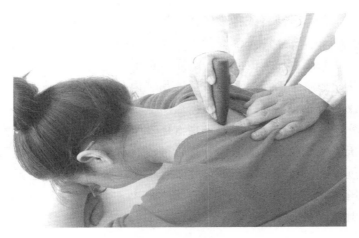

图36　点肺俞穴

【护理与预防】

（一）尽早戒烟，避免烟雾、粉尘和刺激性气体对呼吸道的影响。

（二）加强锻炼，以提高机体的免疫能力和心、肺的贮备能力。

（三）注意保暖，预防感冒，以免诱发慢性支气管炎。

3. 高血压

我们平常所说的高血压病是指"原发性高血压"。高血压是指收缩压或舒张压升高的一组临床症候群。血压的升高与冠心病、肾功能障碍、高血压性心脏病及高血压并发脑卒中的发生存在明显的因果关系。但人们的血压会受到年龄、性别、种族和其他诸如精神刺激、居住环境等许多因素的影响，因此正常血压和高血压之间的界线很难明确划分。所以，正常血压和高血压的诊断标准多年来一直在修改。最新的诊断标准是收缩压≥19kPa（140mmHg）或舒张压≥12kPa（90mmHg），一般而言，在尽量减轻或排除各种干扰因素，非同日 3 次静息血压（静坐 5～15 分钟）测量≥18.7/12.0kPa（140/90mmhg）则可诊断为高血压病。此外，高血压也可以作为某种疾病的一种症状，如泌尿系疾病、心血管疾病、内分泌疾病、颅内疾病等导致的高血压称为"继发性高血压"，需要与高血压病相区别。此外，由于某些诱发因素或高血压本身的发展，可导致一些高血压患者血压显著或急骤升高，同时伴有脑、心、肾、视网膜等重要器官功能损害，严重危及生命，这称为高血压急症。高血压急症的发病率占高血压人群的 5％，常见有高血压脑病、脑出血、急性左心衰竭、急性心肌梗塞、急进型恶性高血压等。

【病因病理】

高血压病好发于 40 岁以上的人群，妇女在绝经期后患病率升高。其发生与遗传因素、饮食因素、职业因素有关系。首先，高血压患者有家族史的占 40％～60％，双亲有高血压病的正常子女血液中去甲肾上腺素、多巴胺浓度明显高于无家族史的子女。其次，每日食盐摄入量在 3 克左右者平均血压较低，在 7～8 克者患病率增高；在食物中减少总脂肪摄入，改变食物脂肪酸结构比例，增加不饱和脂肪酸的比例，减少饱和脂肪酸的比例，可以使人群平均血压下降。再次，注意力高度集中，精神高度紧张而体力活动较少的职业，或对视、听觉造成慢性刺激的环境可以导致血压升高。此外，吸烟、大量饮酒、肥胖者，高血压的患病率相对偏高。但高血压发病机理目前尚不能完全明确，就现代研究，一般认为与高级神经活动障碍有密切关系。

【临床表现与诊断】

（一）典型症状

高血压患者中约 5％左右无自觉症状，也不知道血压何时升高，更不知道什么时候已产生了血管和器官损害的并发症，有些患者甚至在发生了心脑血管意外之后才知道自己患有高血压。大多数的高血压患者在血压升高早期仅有轻微的自觉症状，如头痛、头晕、失眠、耳鸣、烦躁、工作和学习精力不易集中并容易出现疲劳等。随着病情的发展，特别是出现并发症时，症状逐渐增多并明显，如手指麻木和僵硬、走路多时出现下肢疼痛，或出现颈背部肌肉酸痛紧张感；当心脏受累时出现心慌、气促、胸闷、心前区疼痛；当肾脏受累、肾小动脉发生硬化时出现夜间尿频、多尿、尿液清淡。如果高血压患者突然出现神志不清、呼吸深沉不规则、大小便失禁等提示可能发生脑出血，如果是逐渐出现一侧肢体活动不便、麻木甚至麻痹，应当怀疑是否有脑血栓的形成。

（二）重要体征

高血压早期无明显异常体征出现。当脑、心、肾等重要器官出现轻度损害时可有相应的异常体征出现。另外还常见耳垂出现折痕，毛细血管搏动，桡动脉出现硬脉或无脉及下肢间歇性跛行等。

【砭石治疗】（图 37）

（一）用砭具按由上到下的方向推双侧桥弓（翳风穴至缺盆穴的连线），先左后右，每侧 1 分钟。

（二）由印堂向上至发际、向两侧太阳穴分别用抹法操作 1 分钟。

（三）点按睛明、太阳、角孙、百会、风池等穴。

（四）用砭具自前发际向后发际梳刮头部，并由风府沿颈椎向下推刮至大椎。

（五）用砭具在患者腹部用摩法以顺时针方向治疗，并配合点按关元、气海、神阙、中脘、大横等穴。操作 10 分钟。

（六）用加热砭具横擦肾俞、命门一线，以热透为度。直擦足底涌泉穴，以热透为度。

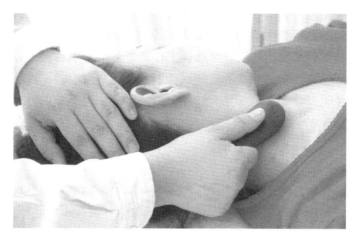

图 37　推桥弓

【护理与预防】

（一）坚持终生治疗，良好控制血压，避免发生脑卒中、心肌梗塞等严重并发症。

（二）合理膳食，膳食上要低盐、低脂肪、低胆固醇，选择产热量较低的食物；多吃新鲜蔬菜、淡水鱼、牛羊肉等食物。不宜吃动物内脏、盐腌制品。

（三）适量运动，提倡跑步、打球、游泳、打太极拳等运动项目。不宜打麻将、睡懒觉。

（四）戒烟限酒，保持心理平衡，避免精神刺激因素，保持大便通畅。

4. 慢性胃炎

慢性胃炎是指由不同病因所引起的胃黏膜的慢性非特异性炎症，引起的原因有急性胃炎迁延不愈，刺激性食物和药物的长期影响，病原微生物的慢性损害以及自体免疫作用、胆汁反流、胃瘀血等。慢性胃炎分为慢性浅表性胃炎、慢性萎缩性胃炎及慢性肥厚性胃炎。慢性胃炎的病程经常迁延缓慢、反复发作。本病最为常见，发病率随年龄而增加，50 岁以上者发病率可达 50%。

【病因病理】

急性胃炎的病因未去除，因反复发作而持续不愈，演变成慢性胃炎。嗜酒可使胃黏膜反复受刺激损伤而转为慢性胃炎；长期大量吸烟者亦可使幽门括约肌松弛，使胆汁反流而形成慢性胃炎。免疫因素、感染因素均可导致胃炎。

【临床表现与诊断】

（一）典型症状

慢性胃炎患者，一般都有不同程度的消化不良，如上腹部胀闷不适、打嗝、吞酸、食欲不振等，并可伴有贫血、体重减轻等其他的症状。

（二）重要体征

浅表性胃炎主要为持续性或进食后上腹部饱胀不适或疼痛，常伴反酸、嗳气，或有恶心、呕吐、食欲不振等。萎缩性胃炎除上述表现外，还可出现舌乳头萎缩、舌炎、消瘦及缺铁性贫血等。

（三）辅助检查

胃液检查及活体组织检查是诊断慢性胃炎的主要方法。胃镜直视下在胃可疑癌变处刷取脱落细胞检查，有助于慢性胃炎的鉴别诊断。胃液分析对萎缩性胃炎的诊断有一定的帮助。

【砭石治疗】（图 38）

以下砭石手法不适用于胃、十二指肠溃疡出血的患者。

（一）用大砭板在胃脘部做温法 30 分钟。

（二）患者仰卧位。术者用砭具在胃脘部做摩法 5 分钟。然后点按中脘、气海、天枢、足三里等穴位。每个穴位 2 分钟。

（三）患者俯卧位。术者用砭具做拨法，从背部脊柱两旁沿膀胱经顺序而下至三焦俞，往返 5～6 次。然后较重地按揉肝俞、脾俞、胃俞、三焦俞等穴位。每个穴位 2 分钟。

（四）患者坐位。术者用砭具用力点按患者肩井、手三里、内关、合谷等穴位。每个穴位 2 分钟，以感觉酸胀为度。

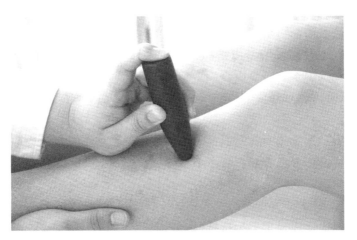

图 38　点按足三里穴

【护理与防治】

（一）所食食物要新鲜并富于营养，保证有足够的蛋白质、维生素及铁质摄入。按时进食，不暴饮暴食，不吃过冷或过热的食物，不用或少用刺激性调味品，如鲜辣粉等。

（二）节制饮酒，不吸烟，以避免尼古丁对胃黏膜的损害；避免长期服用消炎止痛药，如阿斯匹林及皮质激素类药物等，以减少胃黏膜损害。

（三）定期检查，必要时作胃镜检查。遇有症状加重、消瘦、厌食、黑粪等情况时应及时到医院检查。

（四）保持精神舒畅，心情愉悦。

（五）患有口腔、鼻腔或咽喉部慢性炎症者，除应积极治疗外，还应及时将分泌物排出，切忌将分泌物吞咽下肚。

（六）通过腹式呼吸以协调胃肠的运动，防止十二指肠液的返流，有利于饮食的消化吸收，以防止本病的发生。

5. 胃下垂

胃下垂是指胃的位置异常下垂，站立时胃小弯弧线最低点降至髂嵴连线以下。主要表现为进食后腹胀、嗳气、恶心、呕吐，腹部下垂牵引感和压迫感，腹痛或反射性腰痛，稍食则饱，食欲下降，久之身体日趋消瘦。

【病因病理】

本病的发生常见于先天性特异体质或无力型体质、体型瘦弱不禁风者，以及长期从事站立工作或卧床少动、平素缺少体育锻炼者，或与多次妊娠有关，部分人因腰椎前突改变腹腔解剖位置所致。由于膈肌悬吊力不足，肝胃、膈胃韧带功能减退而松驰，腹内压下降及腹肌松驰等，加上体形或体质等因素，使胃呈极低张的鱼钩状，即为胃下垂所见的无张力型胃。严重者可同时伴有肝、脾、肾、横结肠等下垂，称为内脏下垂。中医学认为本病是由脾胃元气不足或中气下陷所致。

【临床表现与诊断】

（一）典型症状

轻度下垂者一般无症状，下垂明显者有上腹不适，饱胀，腹部下垂牵拉感或压迫感，腹痛和反射性腰胀痛等症状。以双手向上托扶下腹时，腹胀坠痛症状有减轻的感觉。进食后明显伴腹胀、恶心、嗳气、厌食、呕吐、便秘等，有时腹部有深部隐痛感，运动后加重，平卧休息后疼痛可迅速消失。长期胃下垂者由于稍食即饱，食欲减退，又因运动使症状加重而不思活动，久则体质日趋瘦弱无力，可伴有神经衰弱和便秘、站立性昏厥、低血压、心悸、失眠、头痛等症状。

（二）重要体征

进食后上腹部反而下凹，站立时上腹部可扪及主动脉搏动，用手振动鼓起腹部可闻振水声，且局部有压痛。

（三）辅助检查

1. 上腹压痛不固定，可随体位改变，某些患者触诊时可听到脐下振水声，也有少数下垂明显者同时有肝、右肾及结肠下垂征象。

2. 超声波检查：饮水使胃腔充盈后，超声波测出胃下缘下移入盆腔。

3. X 线钡餐检查：为胃下垂最可靠的诊断方法。胃下垂程度以胃小弯切迹低于髂脊连线水平 1～5 厘米为轻度，6～10 厘米为中度，11 厘米以上为重度。

【砭石治疗】（图 39）

（一）用大砭板在胃脘部位做温法 30 分钟。

（二）患者俯卧，用砭具在脊柱两侧作推摩，反复三遍。沿脊柱旁 1.5 寸处，自下而上作点拨法，如此反复 3 遍。手法要轻巧、有协调性。点按肝俞、脾俞、胃俞、小肠俞等穴，力度中等，每个穴位 1 分钟。

（三）患者仰卧，将砭具贴在肚脐的右侧，以顺时针方向推摩腹部 20～30 次。然后用砭石配合着患者呼吸，缓缓下按中脘处，再慢慢松手，按摩的时间大约为 10 次呼吸的时间。

（四）用砭石尖端按揉两侧之内关、足三里等穴位，每个穴位 2 分钟，以感觉酸胀为度。

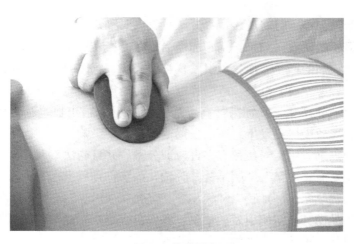

图 39　推摩腹部

【护理与防治】

（一）切勿暴饮暴食，宜少食多餐。

（二）戒烟酒，禁肥甘、辛辣刺激之品，宜易消化、营养丰富的食品。

（三）不要参加重体力劳动和剧烈活动，特别是进食后。

（四）饭后散步有助于本病的康复。

（五）保持乐观情绪，耐心坚持治疗、食物调理和康复锻炼，树立战胜疾病的信心。

（六）应养成良好的饮食习惯，饮食有节，定时定量，对体瘦弱者应增加营养。

（七）应积极参加体育锻炼，如散步、打太极拳等。

6. 习惯性便秘

便秘是指大便秘结不通，排便时间延长，或虽有便意，但排便困难而言。可以见于多种疾病，主要由于传导功能失常，粪便在肠道内停留时间过久，水分被吸收，而致粪便干燥、坚硬，或黏滞不畅所致。如果长期不加以治疗，便秘又可作为诱因，导致其他疾病的产生。便秘可引发食管裂孔疝、急性阑尾炎、结肠憩室病和憩室炎、肛裂、痔、脱肛。其对老年人的危害更大，可以诱发动脉硬化、肠梗阻，高血压患者易引发脑出血、脑血管意外，导致中风的发生。所以长期便秘是一个影响人体健康不容忽视的因素。中医对便秘有多种辨证分型，并且叫法不同。故《伤寒论》有"阳结"、"阴结"、"脾约"等名称；后世医家又有"风秘"、"热秘"、"虚秘"、"气秘"、"湿秘"、"风燥"、"热燥"等名称。如由其他疾病引发的便秘，需作对症治疗，此章仅就习惯性便秘加以论述。

【病因病理】

对便秘的病因分析，应注意分析平时的饮食、生活和排便习惯，有无痔疮或肛裂史，是否常服润肠性泻药，与便秘伴发的症状等。现代医学根据便秘发生的急缓及持续时间的长短将其分为急性与慢性便秘两类。

急性便秘常由肠道梗阻、肠麻痹、急性腹膜炎、脑血管意外、急性心肌梗塞、肛门周围疼痛等疾病所引起。发病较急，持续时间较短，当导致便秘的疾病痊愈后，便秘也随之解除。

慢性便秘按其发病部位可分为结肠性便秘与直肠性便秘。结肠性便秘又分为机械性、无力性和痉挛性便秘三种。机械性便秘由结肠内外的机械性梗阻所致，如部分性肠梗阻、降结肠肿瘤、肠粘连、炎性或赘生性狭窄、肠道外疾病压迫肠道（如卵巢囊肿、子宫肌瘤、腹腔巨大肿瘤或腹水）等；无力性便秘由结肠蠕动功能减弱所致，如多次妊娠、过度肥胖、年老体弱、肠麻痹等；痉挛性便秘主要由于植物神经功能紊乱，致使肠道平滑肌痉挛所致，如结肠痉挛。直肠性便秘是由于直肠黏膜感受器敏感性减弱，导致粪便堆积于乙状结肠所致，如进食太少、水分缺乏或食物缺乏纤维素、缺乏定时解大便的习惯而影响排便反射所致的便秘等。

其他如引起副交感神经活动抑制的脊髓病变，铅、砷、汞和磷等中毒，肠蠕动减弱，直肠黏膜充血、炎症，肛裂，痔疮等，均可引起便秘。

【临床表现与诊断】

（一）典型症状

轻度：排便时费力，难排。

中度：有头痛、头昏、食欲不振、腹胀不舒、口苦、口臭、精神萎靡、全身乏力、睡眠不安或失眠。

重度：发生里急后重，有少量黏液便，排便时引起肛门疼痛，甚至引起肛裂、痔疮、脱肛。

少数人出现骶骨部、臀部及大腿后侧隐痛或酸胀感等。有时有嗳气、恶心、下腹胀满，有时肛门触及包块。

（二）辅助检查

肛门指检应注意有无痔疮、肛裂，肛门括约肌有无痉挛，直肠襞有无肿瘤。直肠、乙状结肠内窥镜检查可直接窥视黏膜状态，有无炎症和肿瘤等，也可作活体组织检查以确诊。X线检查、钡剂灌肠造影有助于结肠肿瘤、巨结肠的诊断，可以酌情选用。

【砭石治疗】（图 40）

（一）用砭具尖端在中脘、天枢、大横按揉，每穴 1 分钟。

（二）用砭具平面以顺时针方向摩腹 5 分钟。

（三）点按肝俞、脾俞、胃俞、肾俞、大肠俞、八髎、长强等穴。

（四）用滚法、推法在脊柱两侧从上向下往复治疗 5 分钟。

（五）用加热砭具横擦腰骶部，以热透为度。

（六）用砭具在胸胁部、章门、期门穴处斜擦，疏通气机。

（七）直擦督脉，并以加热砭板做温法。

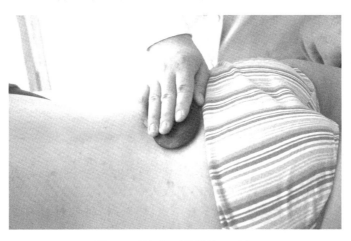

图40　用加热砭具横擦腰骶部

【护理与预防】

（一）强调生理自然恢复，不要造成药物依赖。

（二）加强体育锻炼，养成良好排便习惯。定时排便，排便时不读书看报，不思考问题。

（三）注意合理饮食，多吃蔬菜、水果等多纤维食物，加强肠蠕动。不可吃过于辛辣、生冷的食物。

（四）注意便后保持会阴、肛门卫生，有肛裂、痔疮者，便后应及时清洗。

7. 腹泻

腹泻是指排便次数增多，粪便稀薄，排便时有紧迫感、肛周不适、失禁等症状。慢性腹泻，指病程在两个月以上的腹泻或间歇期在2～4周内的复发性腹泻。

【病因病理】

腹泻的主要病变在脾胃和大小肠，其致病因素可分为内因和外因。外因包括感受外邪和饮食所伤，内因包括情志失调和脾胃阳虚。

【临床表现与诊断】

（一）排便有紧迫感、肛门不适、失禁等症状。

（二）发热、排便次数频繁（肛道感染性）者，慢性可达数十年以上，呈间歇性发作。

（三）病变位于直肠乙状结肠的患者，常觉便意频繁及里急后重，每次排粪量少，有时只排少量气体和黏液，粪色较深多呈黏液冻状，可混有血液。

（四）有腹痛，粪便稀烂呈液状，色较淡。

（五）小肠吸收不良，粪呈油腻状，多泡沫，含食物残渣，有恶臭。

【砭石治疗】（图 41）

（一）用加热砭板在患者腹部和骶部做温法 30 分钟。

（二）用砭具在中脘、天枢、气海、关元穴点按推揉。每穴 2 分钟。

（三）从中脘向下移至气海、关元，用砭具往返 5～6 次推揉。。

（四）用加热砭具在腹部做顺时针方向摩法 8 分钟。

（五）用砭具点按脾俞、胃俞、肾俞、大肠俞、长强穴。每穴 2 分钟。

（六）用砭具按从上向下的顺序在背部行推法 5～6 次。

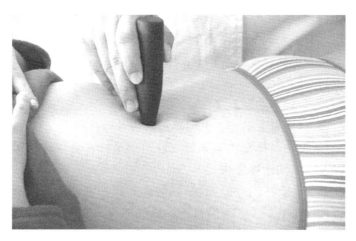

图 41　点按中脘穴

【护理与预防】

（一）保持饮食清洁，防止受寒。

（二）注意休息，防止过劳。经常用热水袋热敷腹部。

（三）饮食要以清淡、稀软、少油脂、少纤维、易于消化为原则。定时定量，不暴饮暴食。忌食生冷、油腻、粗硬、多渣、易产气、不卫生的食物。

8. 糖尿病

糖尿病是由于体内胰岛素相对或绝对不足所引起的糖代谢紊乱所致的血糖升高，以及尿中有糖的病症。如不能及时、正确、合理的治疗，就会出现很多临床症状，甚至出现酮症酸中毒或多种合并症的发生。

中医在两千年前的《黄帝内经》中就有"消瘅"的记载和描述。汉代著名医家张仲景在他的《金匮要略》消渴篇中，对糖尿病的三多一少症状已做了完整的记载。历代医家也在长期的医疗实践中，积累了极为丰富的防治糖尿病经验。这些宝贵经验有待于我们进一步系统整理和提高。

【病因病理】

糖尿病基本分为四类，包括：1型（胰岛素依赖型）、2型（非胰岛素依赖型）、其他型和妊娠糖尿病。1型和2型糖尿病的病因不太清楚，我们称之为原发性糖尿病；其他型糖尿病多有其特殊的病因可查，如胰腺疾病造成的胰岛素分泌障碍，或同时服用了能升高血糖的药物等；妊娠糖尿病是妇女在妊娠期间诊断出来的一类特有的糖尿病。

原发性糖尿病的基本病因有两条：一是遗传因素，二是环境因素。遗传因素是糖尿病的基础和内因，而环境因素则是患糖尿病的条件和外因，外因是通过内因而起作用的。

【临床表现与诊断】

（一）临床症状

糖尿病典型症状可概括为"三多一少"，即多饮、多尿、多食、消瘦。糖尿病家族史、中老年、肥胖、高血压、高血脂等都是糖尿病的易患因素。有以上情况的人群应定期到医院检查以便早期发现糖尿病。

但是糖尿病不一定具备"三多一少"的典型症状，尤其是2型糖尿病，因而出现以下情况也要怀疑是否得了糖尿病。

1. 有糖尿病家族史。有明确的轻型糖尿病家庭史者发生2型糖尿病的可能性很大，要引起注意。

2. 有异常分娩史。如有原因不明的多次流产史、死胎、死产、早产、畸形儿或巨大儿等。

3. 反复感染。顽固性外阴瘙痒，或反复外阴、阴道霉菌感染，或屡发疮痈肿者，有可能是糖尿病患者。不少女性患者就是因外阴痒去妇科就诊而发现糖尿病的。

4. 阳痿。男性患者出现阳痿，在排除了泌尿生殖道局部病变后，要怀疑有糖尿病可能。

5. 有多尿、口渴、多饮，或有近期不明原因的体重减轻。

6. 偶有尿糖阳性而空腹血糖正常者也要怀疑是否有糖尿病，应作进一步检查。

7. 反应性低血糖。多发生于餐后 3 小时或 3 小时以上，表现为心慌、饥饿、出汗、颤抖等，血糖可在正常低值或低于正常值，某些肥胖的 2 型糖尿病患者早期可有此表现。

8. 年轻患者发生动脉硬化、冠心病、眼底病变等应怀疑有无糖尿病。

出现以上情况就应及时就诊检查。

糖尿病患者还会出现多种并发症，如皮肤瘙痒、皮肤四肢感觉异常（发麻、针刺样感、蚁走感）、就餐前感到心慌手抖、视力模糊不清，甚至出现糖尿病足等。

（二）辅助检查

1. 据世界卫生组织标准，任何时间血糖≥11.1mmol/L 或空腹血糖≥7.0mmol/L 即可诊断为糖尿病。

2. 口服法糖耐量试验：试验前禁食 8 小时，禁止吸烟饮酒。成人空腹口服葡萄糖 75 克（儿童每千克体重 1.75 克），2 小时血糖＞11.1mmol/L 可诊断为糖尿病。

【砭石治疗】（图 42）

（一）根据患者的病情，用加热砭板选择患者的肺俞、脾俞、或肾俞做温法 30 分钟。

（二）用砭具点按印堂、水沟、承浆、廉泉、曲池、尺泽、劳宫、足三里、三阴交、太冲、行间、商丘、然谷、隐白、中脘、气海、关元、期门。每穴 1 分钟。

（三）用砭具推患者脊柱两侧，由上向下摩擦背部，并着重按揉肺俞、脾俞、胃俞、肾俞、三焦俞等穴。共操作 10 分钟。

（四）对皮肤瘙痒部位可用砭具局部行刮法、擦法。

（五）对肢体麻木部位可用砭具局部行叩法、按法、摩法、刮法等。

（六）对糖尿病足可局部行摩法、推法、擦法。

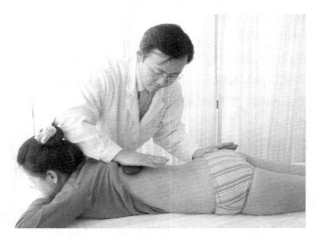

图42　推脊柱两侧

【护理与预防】

（一）应早期发现和防治糖尿病。

（二）让患者对自身病情有正确认识，消除顾虑，保持乐观的情绪，增强与疾病作斗争的信心。

（三）控制饮食，适当运动，每天定时自我检测血糖。

9. 肥胖症

人类物质文明发展最突出的方面，当属为人类提供充分品种和数量的饮食；再者，科学技术每前进一步，都使人类体力活动减少。故饮食的充分供给人体，容易出现肥胖；体力活动的减少，势必又加重肥胖。如此则为肥胖产生的机理和其必然性。

同时，高血脂、脂肪肝、糖尿病、高血压、冠心病等均与超营养状态密切相关，与肥胖发病紧密相连，故随着肥胖人群的愈加增多，上述疾病的发病率也越来越高。所以，必须对肥胖有足够的重视，进行积极治疗。在治疗肥胖的同时，这一系列疾病均将随着肥胖症的好转而减轻或痊愈。

【病因病理】

现代认为肥胖症产生的原因是摄入能量多、消耗能量少，从而将多余能量以脂肪形式储存在体内，形成肥胖。如此认识，总体上是正确的，但却有待深化，尤其是对人体自身情况的认识，更有待深化。

【临床表现与诊断】

（一）临床表现

轻度肥胖（超过标准体重的30%以下）者可无症状；中度肥胖（超过标准体重的30%～50%）和重度肥胖（超过标准体重的50%）者，轻则活动感到心悸、气促、疲乏无力，重则行动不便，生活不能自理。男性可见性欲减退；女性可见月经稀少，闭经不育。极度肥胖者，可表现出肺通气受限、高血压、肺源性心脏病、糖尿病、痛风、胆结石、增生性骨性关节炎等疾病症状。

（二）辅助检查

多伴有高血糖、高血脂。

【砭石治疗】（图43）

（一）用冷却的砭板在患者腹部做清法20分钟。

（二）用砭具点按天枢、中脘、滑肉门、大巨、梁丘、上巨虚、丰隆、足三里、公孙、风市等穴位。每穴2～3分钟。

（三）用砭具在腹部按顺时针方向推摩10分钟。

（四）用砭具在腰部行摩法5分钟。

（五）用砭具在腰部行由上向下的推法10分钟。

（六）用砭具在臀部行擦法5分钟，推法10分钟。

（七）用砭具在四肢由上向下做推法各 10 分钟。

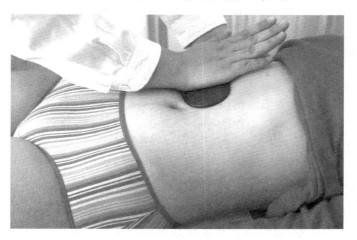

图 43　顺时针方向推摩

【护理与预防】

（一）振奋精神，坚定意志，树立减肥的信心。

（二）加大体力活动量，改变生活习惯等。

（三）平衡饮食，减少脂肪摄入，给予多种维生素及以蛋白质为主的食物。

10. 三叉神经痛

三叉神经痛是在三叉神经分布区域内反复发作的、短暂的剧烈疼痛为特征的一种疾病。有原发性和继发性两种。

【病因病理】

三叉神经痛的病因至今尚未明确，目前认为可能的致病原因为：

（一）脑干三叉神经束核和感觉核的异常兴奋性放电；

（二）丘脑损害；

（三）三叉神经感觉根或半月节或三叉神经周围支受到压迫或损害发生脱髓鞘性变：如解剖结构异常、血管畸形、骨孔压骨膜炎症、动脉硬化等；

（四）上、下颌骨的病理性骨腔。

病因虽然是多方面的，但最终均导致颅脑细胞异常放电，出现三叉神经脑干细胞诱发电位，引起疼痛发作。所以说三叉神经痛疼在脸上，但病根在脑子里。诱发电位受轻微的刺激即产生，甚至可自发，所以三叉神经痛常反复发作，难以根治。

【临床表现与诊断】

（一）疼痛：一般为难以忍受的、阵发性、放射性剧痛，其痛性质如针刺、刀割、撕裂、电击。每次疼痛可持续几秒钟至1～2分钟。每日疼痛次数无定，开始可能一日数次，以后随症状加重次数增多可达无数次。疼痛常向一定部位放射：第Ⅰ支痛常由眉上向头顶放射，或由内眦向眉上放射；第Ⅱ支痛常由上唇向眶下、颧部放射，或由眶下向眉上放射；第Ⅲ支痛常由下唇向下颊部及颞部放射，或由颞部向下颌部放射。

（二）疼痛部位：疼痛常局限于颜面一侧，多数人右侧多于左侧，双侧发病者少见。疼痛最常见于Ⅱ、Ⅲ支同时发病。第Ⅰ支痛常表现在前额部、内眦部；第Ⅱ支痛常表现在眶下、上唇、颧部、上牙、腭部；第Ⅲ支痛常表现在下唇、颏部、下牙、舌、颊部、耳颞部。

（三）扳机点：轻触面部某区可诱发疼痛，称为扳机点。洗脸、说话、吃饭或刷牙最容易触动扳机点而诱发疼痛，严重者甚至走路、吹风或扩音器喇叭声亦可引起疼痛。扳机点常在上下唇、眶下、颊部、眉上、牙、舌等部位，多在疼痛神经分支区内，极少数可在疼痛神经分支区以外。

（四）不应期及缓解期：每次疼痛发作之间，有短暂的无痛期，称为不应期，在此期间，任何刺激均不会诱发疼痛。疼痛缓解期不定，可数小时、数日、数月或数年后再次疼痛发作。疼痛缓解原因不明，有人认为可能与季节或情绪等有关。

【砭石治疗】（图 44）

（一）用加热砭板在患者疼痛部位做温法 30 分钟。

（二）用砭具轻柔刮抹面部疼痛部位，以发热为度。

（三）点按百会、太阳、睛明、四白、迎香、听宫、地仓、颊车、风池、翳风等穴。每穴半分钟，以酸胀为度。

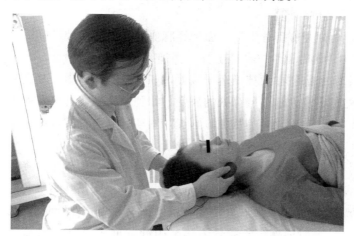

图 44　点颊车穴

【护理与预防】

（一）防止面部受寒。

（二）在没有发作时多做自我保健性的面部按摩。

11. 面神经麻痹

面神经麻痹，是面神经管内段的面神经急性非化脓性炎症，造成病侧面部肌肉瘫痪和口眼歪斜的一种急性周围神经疾病，又称"面神经炎"。中医称其为"口眼歪斜"、"歪嘴风"、"面瘫"；

面神经麻痹最常见的是贝尔氏面瘫，即一种原因不明的急性周围性面瘫，又称特发性面瘫。任何年龄均可发病，但以青年人常见。本病约70%～80%的患者经治疗后，面神经功能完全恢复。根据面瘫的程度，可对预后作出评估，不完全性面瘫较完全性者的预后好，起病后2周内神经退变率小于90%者多可得到满意的恢复。约15%～20%患者不能完全恢复功能，其中部分患者遗留"鳄鱼泪"、"面肌抽搐"等后遗症。

【病因病理】

面神经麻痹分中枢性面神经麻痹和周围性面神经麻痹。

（一）中枢性（即核上性）面神经麻痹

病变部位在面神经运动核上，如大脑脚、内囊、基底节、大脑皮层下及大脑皮层等处的病变，如肿瘤，脑血管栓塞或出血外伤，多发性硬化，脑脓肿，脑炎，脑动脉瘤，脊髓灰质炎。

（二）周围性（包括核性与核下性）面神经麻痹

1. 颅内疾患。自桥脑下部的面神经运动核、内耳道间的各种病变，均可导致此段面神经受损，如桥小脑角肿瘤（含听神经膜瘤）、胆脂瘤、颅底脑膜炎、脑干脑炎、颅底骨折或出血。

2. 颞骨内疾病。颞骨内病变引起的面神经麻痹最多见，常见的有急慢性化脓性中耳炎，结核性中耳炎，手术外伤，颞骨骨折，耳带状疱疹，以及中耳癌肿，颈静脉球瘤，面神经肿瘤，听神经瘤，转移性肿瘤，外耳道和面神经先天性畸形。其中以复发性周围性神经面瘫、上唇及面部肿胀、舌裂为特征的综合征，其面神经病变亦可能在颞骨段。

3. 颈面部疾病。常见的有颈上深部和腮腺的良性或恶性肿瘤，产伤，手术或面部暴力伤，耳源性颈深部脓肿等。新生儿面神经麻痹除先天性畸形外，还可因妊娠后期胎位不正而面部受压所致，或产程中由于产道狭窄、不当的产钳助产等造成颞骨外面神经损伤，这种面瘫多为不完全性，预后一般较好。

各种传染性或中毒性面神经炎，如白喉、铅中毒、梅毒等可致。神经结节病、白血病、传染性单核细胞增多症亦可引起面瘫。

贝尔氏面瘫病因多与寒冷和凉风的刺激，以及精神创伤，导致血管痉挛、缺血、水肿等，但确切病因至今未明。此外，少数患者有家族史，可能与遗传因素有关。

【临床表现与诊断】

发病前常有受惊、受潮、吹风史或咽部感染史。少数患者于病前几日可有茎乳孔区自发性疼痛、压痛或面部不适等前驱症状。起病急，多于晨起漱口或进食中发现面部一侧（偶为双侧）僵硬，面颊动作不灵，临床表现为面部肌肉的随意运动障碍，不能表情。上部面肌随意运动障碍时额纹消失，不能蹙额、抬眉，眼不能闭拢，用力闭眼时，眼球转向外上方，日久可出现下睑外翻，流泪，结膜及角膜干燥，发生结膜炎及角膜炎。面下部麻痹时，鼻唇沟平浅或消失，口角下垂并向对侧歪斜，笑或露齿时更为明显。吹口哨或鼓腮不能，闭唇鼓颊吹气时，患侧面颊鼓出较甚。说话欠清晰，进食时食物留在齿颊间的颊龈沟内，唾液自口角外流，饮水也易沿口角外流。不能发"波"、"坡"等爆破音。此外，视病变位置不同，可有舌前 2/3 味觉障碍，泪腺、涎腺分泌减少等。少数可有耳鸣、听觉过敏、耳部疱疹等。

【砭石治疗】（图 45）

砭石治疗面瘫适用于面瘫的恢复期。

（一）用小砭具点按百会、头维、翳风、风池、太阳、攒竹、睛明、四白、听宫、地仓、下关、颊车、人中、承浆等穴位 10 分钟。

（二）用小砭具在患侧面部作抹法、揉法、擦法 15 分钟。

（三）在手阳明大肠经用砭具做推揉，并点按合谷穴共 5 分钟。

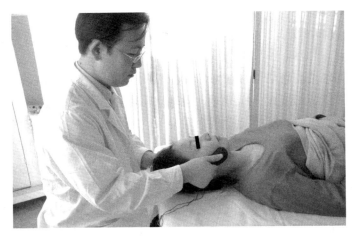

图45　面部抹法

【护理与预防】

（一）及时积极治疗。

（二）患侧颜面及耳后要持续保暖，防止风冷刺激。

（三）防止感冒。

12. 坐骨神经痛

坐骨神经痛指组成坐骨神经的神经根（腰4至骶3）、神经丛或神经干本身受到各种病因影响，引起沿坐骨神经通路及其分布区发生的疼痛，即臀部、大腿后侧、小腿后侧、小腿后外侧和足外侧的疼痛。其可以是单独一个病，即坐骨神经炎，而绝大多数情况下是继发于其他疾病的一个综合征。

【病因病理】

坐骨神经痛的病因分为原发性和继发性两大类：原发性坐骨神经痛即坐骨神经炎，多由牙齿、副鼻窦、扁桃体等处病灶感染，经血液而侵及神经外衣引起，多和肌炎及纤维组织炎同时发生，寒冷、潮湿常为诱发因素，也可因糖尿病、风湿类疾病导致。此外，臀部注射或针刺造成的神经损伤也可导致疼痛的发生。继发性坐骨神经痛是坐骨神经通路中遭受邻近组织病变刺激与压迫所引起，如腰椎间盘突出症、腰椎管狭窄、黄韧带肥厚、梨状肌损伤综合征、腰椎结核、马尾神经瘤等均可引起坐骨神经痛。

【临床表现与诊断】

（一）典型症状

坐骨神经痛以单侧发病为多，主要发生于成年男性。急性起病的坐骨神经炎常先为下背部酸痛和腰部僵直感，数日后即出现沿坐骨神经通路的剧烈疼痛。疼痛呈持续性钝痛并有发作性加剧，发作性疼痛可为烧灼和刀刺样，常在夜间加剧。亦有在起病前数星期已在步行或运动中因牵抻神经时引起短暂的、逐步加重而发展为剧烈的疼痛。疼痛多由臀部或髋部向下扩散至足部，在大腿部大转子内侧、髂后坐骨孔、大腿后面中部、小腿外侧和足背外侧最为严重。根性坐骨神经痛在咳嗽、喷嚏和进气用力时疼痛加剧并呈放射性疼痛。神经干、腰椎棘突和横突的压痛最为明显，而沿坐骨神经所行经的各点的压痛则较轻微或无疼痛。下肢多无力，但无力症状轻重不一，可见肌肉萎缩，以继发性坐骨神经痛较为明显。按受累神经根分布，感觉障碍多见于小腿后外侧及足背部。

（二）重要体征

直立时患腿呈屈曲状，脊柱常侧突，身体弯向健侧。腱反射、踝反射常减低或消失。直腿抬高试验阳性，屈颈试验阳性。

【砭石治疗】（图46）

（一）用加热砭板在患者疼痛部位做温法30分钟。

（二）用砭具在患者腰部、臀部及下肢做推法、揉法、按压共15分钟。

（三）用砭具尖端点按腰椎两旁的夹脊穴和患侧下肢的环跳、承扶、殷门、风市、委中、委阳、阳陵泉、承山、悬钟、涌泉等穴位各 1 分钟。

（四）用砭具沿坐骨神经走行从上向下做和缓的叩击，结束治疗。

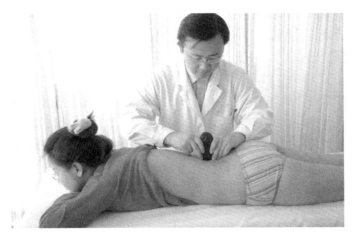

图 46　点按夹脊穴

【护理与预防】

（一）注意患侧下肢的保暖。

（二）睡硬板床。

（三）忌坐软沙发。

13. 偏瘫

偏瘫是指患者出现一侧肢体瘫痪、口眼歪斜、语言蹇涩等症状的一种疾患，大多数为中风（脑血管意外）后遗症。中风是中医学对急性脑血管疾病的统称。患者大部分有高血压病史，发病以中老年人为多见。其发病是以猝然昏倒，不省人事，伴发口眼歪斜、语言不利、半身不遂或无昏倒而突然出现半身不遂为主要症状的一类疾病。患中风后，大部分患者都遗留偏瘫、语言不利、肢体麻木、无力、僵硬或痉挛、大小便失禁等后遗症。本病包括西医的脑出血、蛛网膜下腔出血、脑梗塞、脑血栓、短暂性脑缺血发作等。因其发病突然，亦称为脑卒中或脑血管意外。脑肿瘤、脑寄生虫病、脑脓肿等均可引起偏瘫，这些病则不属于中风的范畴。本章以论述中风后遗症的康复为主。砭石治疗对于促进其肢体功能的康复，具有不同程度的效果，一般以早期治疗为宜。如伴有明显并发症，如肺炎、心力衰竭、心律紊乱、肾功能衰竭等不在此列。

【病因病理】

中风是急性脑血管病的统称。根据各种急性脑血管疾病发生的病因、病理及不同表现，一般把中风分为两大类：一类为出血性中风，也称出血性脑血管病，包括脑出血及蛛网膜下腔出血；另一类为缺血性中风，也称缺血性脑血管病，包括短暂性脑缺血发作（也叫一过性脑缺血发作）、脑血栓、脑栓塞及腔隙脑梗塞等。中风的根源主要是高血压、脑动脉硬化。由于脑血管壁的粥样硬化，致使血管腔变狭窄或形成夹层动脉瘤，在各种诱因如情绪激动、精神紧张、用力过猛、血压升高等影响下，造成血管破裂或堵塞，使脑血液循环障碍，引起部分脑组织缺血、水肿等病理改变，导致神经功能障碍，从而相应出现一系列的中风病症。遗传因素、血浆低蛋白、寒冷、抑郁、情志刺激、肥胖、吸烟、颈椎病、镁的缺乏等皆与发病有关。

【临床表现与诊断】

（一）典型症状

本病患者多有中风家族史，以及高血压、糖尿病、动脉硬化等病史。好发于 60 岁以上的老人，近年有发病年轻化的趋势。

（二）重要体征

多有肌肤麻木、口舌歪斜、半身不遂、语言蹇涩，神志可见不同程度的障碍。

（三）辅助检查

根据脑血管造影，颅脑 CT 或核磁共振检查病变部位及性质。

【砭石治疗】（图 47）

（一）以患者大椎穴为中心用加热的砭石做温法 30 分钟。

（二）用砭具点按百会、风池、风府、太阳、印堂等穴位，每穴 1 分钟。

（三）用砭具在患侧上肢点按肩髃、肩髎、曲池、尺泽、手三里、内关、外关、合谷、劳宫等穴。

（四）用砭具从肩向手做推擦法。

（五）点按下肢环跳、风市、伏兔、阳陵泉、足三里、委中、悬钟、三阴交、解溪、太冲、涌泉等穴位。

（六）用砭具从腰到脚的方向在下肢内外两侧做推擦法。

（七）用砭具在上下肢缓和地加以叩击。

（八）用砭具在患者背部点按俞穴，并按由头到脚的方向推擦。

（九）以砭具在督脉及四肢行叩击法结束。

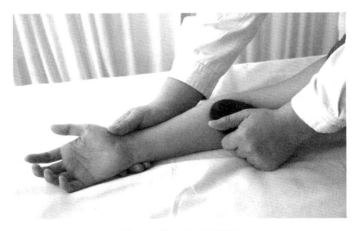

图 47　从肩向手行推法

【护理与预防】

（一）心理疏导：中风患者由于偏瘫或失语，日常生活不能自理，常表现为抑郁、悲哀、自卑等，性格也变得暴躁。家属应多给予关心和理解，尽力消除患者的悲观情绪。

（二）多为患者做按摩和被动运动：可促进肢体血液循环，维持关节韧带活动度，减轻肌肉痉挛。主要是进行肢体各关节的被动活动，顺序为先大关节，后小关节，运动幅度从小到大。每日2次，每次30分钟。

（三）主动运动：主动运动是提高中枢神经系统紧张度，活跃各系统生理功能，预防并发症的关键。主动运动要循序渐进、持之以恒，切不可操之过急。同时，家属要督促和协助患者进行锻炼。从单个关节主动运动开始，直至多关节运动。在进行坐、站、走功能训练时，家属要站在患者患侧，协助患者坐起、站立，行走时要求患者尽量抬高患肢。

（四）日常生活能力训练：是恢复生活能力的最好方法。包括饮食动作、洗漱动作、更衣动作、大小便自理、洗澡、家务劳动及出外散步等训练。但注意在训练中必须有人照顾。

（五）语言康复训练：对失语者，要进行口语训练和书面语言训练，训练患者用喉部发出"啊啊"的声音，或用咳嗽或用嘴吹气诱导发音。所教的内容应由易到难，由短到长，循序渐进，尽可能与日常生活相联系。另外，也可让患者看电视、听电台广播等，给予听觉和视觉的刺激。

（六）预防复发：保持情绪的稳定性，保证有足够的睡眠时间，宜进清淡、低脂肪、低盐、低胆固醇、多维生素食物。避免暴饮暴食、忌烟酒，尤其晚餐不宜过饮。保持大便通畅，注意保暖，预防感冒，定期监测血压和遵医嘱口服降压药等。

14. 神经衰弱

神经衰弱是一种轻度的精神病，是神经症的一种。病程一般较长，反复发作，严重者可影响工作、学习和生活。1985年《中华神经精神科》杂志编委会在《神经症临床工作诊断标准》中重写了神经症的定义："神经症指一组精神障碍，为各种躯体的或精神的不适感、强烈的内心冲突或不愉快的情感体验所苦恼。其病理体验常持续存在或反复出现，但缺乏任何可查明的器质性基础；患者力图摆脱，却无能为力。"神经衰弱也符合上述特点，患者无器质性病变，常为失眠、精力不足、情绪波动大等不能自主的症状所苦恼。但是神经衰弱的患者没有严重的行为紊乱，这与严重的精神病如精神分裂症是有区别的。患者长期处于焦虑、忧郁之中，易诱发高血压、胃溃疡等疾病。

【病因病理】

神经衰弱是一种常见的精神障碍。它是一种由于高级神经系统长期持续过度紧张，引起大脑皮层兴奋和抑制功能轻度紊乱，从而产生的神经衰弱综合征。其发病原因常常不是单一的，而是多种因素相互影响的结果。

凡是能引起持续的紧张情绪和长期内心冲突的因素，如学习、工作过度紧张、人际关系不协调、家庭不和、亲人亡故、长期思想矛盾等等，都可以诱发神经衰弱。

中医认为致病病因多种多样，不过比较公认的还是七情（喜、怒、忧、思、悲、恐、惊），即由不良情感而诱发。

此外，本病还与人的个性有关。神经衰弱患者往往具有内向、自卑、敏感、多疑、缺乏自信、主观、好强、急躁、自制力弱等特点，容易导致对生活的张弛调节障碍，使大脑处于持续性紧张状态，精神负担过重，尤其是用脑过度而发病。此外，生活无序、感染、中毒、颅脑创伤、慢性疾病等，也可以导致神经衰弱的发生。

【临床表现与诊断】

神经衰弱是一种神经症性障碍，凡患者病程在 3 个月以上并且排除了其他神经症和精神病即可诊断为神经衰弱。患者常出现精神疲劳，萎靡不振，注意力不集中，记忆力减退，工作效率低，神经过敏，情绪波动大，烦躁易怒，入睡困难，易惊醒，多梦。这些症状并非每个患者都全部具有，一般只表现为其中的几种，且轻重程度也有不同。

【砭石治疗】（图 48）

（一）用加热砭板在患者厥阴俞、心俞、肝俞部位做温法 30 分钟。

（二）用砭具刮擦患者头颈及面部 5 分钟。

（三）用砭具按揉患者腰背、四肢 10 分钟。并点按华佗夹脊穴、五脏六腑俞穴。

（四）用砭具点按揉擦太溪、太冲、膻中、内关、神门穴各 3 分钟。

（五）用砭具在患者的背部及四肢做轻柔和缓的叩击法 2 分钟。

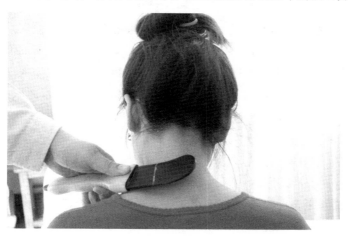

图 48 刮擦头颈

【护理与预防】

（一）保持良好心态，避免急躁情绪，针对性地接受心理咨询，使自己从忧虑紧张中解脱出来。

（二）端正治病态度，提高治病信心，积极改善睡眠，合理解决实际问题。

（三）改变生活态度，合理安排工作和学习时间，注意劳逸结合，学会科学用脑，培养良好生活习惯。

（四）适当体育锻炼，巩固治疗效果以及防止复发。

（五）参加有益的文娱休闲活动。

15. 失眠

失眠是指以经常性不能获得正常睡眠为特征的一种病症，或不易入睡，或寐而易醒，或彻夜不眠。随着生活节奏的加快，失眠的发生率有上升趋势。失眠也可见于各种精神、神经及内科疾病。

【病因病理】

（一）生活习惯：饮用含咖啡因的饮料，抽烟和睡前饮酒，就寝时间不规律或轮班工作，都会影响睡眠。

（二）环境因素：声音、光线、气味，床铺太软或太硬，室内温度太高或太低，蚊、蝇或虱的叮咬等，都会干扰睡眠。

（三）生理因素：过半数的慢性失眠患者为原发性睡眠障碍，包括睡眠中出现呼吸困难及间歇性肌肉抽搐。其他如关节炎、胸口灼热、月经期、头痛、饥饿、过饱、腹胀、尿频、咳嗽、疼痛及其他不适等。

（四）心理因素：紧张、焦虑、抑郁等都会引起失眠。

【临床表现与诊断】

失眠的主观标准（临床标准）为：主诉睡眠功能障碍；白天疲倦乏力、头胀、头昏等症状系由睡眠障碍干扰所致。

仅有睡眠量减少而无白日不适（短睡眠）者不视为失眠。

失眠的客观标准是：

1. 睡眠潜伏期延长（长于 30 分钟）。

2. 实际睡眠时间减少（每夜不足 6 小时半）；觉醒时间增多（每夜超过 30 分钟）。

【砭石治疗】（图 49）

（一）根据病情用加热砭板在患者心俞、肝俞、脾俞或肾俞做温法 30 分钟。

（二）用砭具点按百会、风池、肩井各 1 分钟，刮擦头部 5 分钟。

（三）用砭具点按揉擦太冲、太溪、膻中穴各 3 分钟。

（四）用砭具点按印堂 1 分钟，抹前额 10 次并沿着眉弓到太阳穴往返 10 次；按压眼眶周围，点按耳门、听会、翳风穴各 1 分钟，并揉刮耳前耳后 10 次。

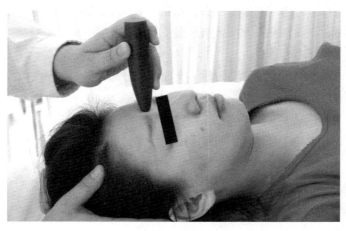

图 49　点按印堂穴

【护理与预防】

（一）调摄情志，愉快身心。养成良好生活习惯，创造舒适睡眠环境。

（二）劳逸结合，适当加强体育锻炼，如气功、太极拳等。但睡觉前不宜剧烈运动，避免使神经过于兴奋。

（三）清淡饮食，避免辛辣、肥甘、厚味食物。睡觉前不宜过饱，不吃零食、不饮浓茶和咖啡，不吸烟喝酒。

16. 慢性疲劳综合征

慢性疲劳综合征是介于健康与疾病之间的状态，又称为"亚健康状态"。大多数患者主要表现为身体与脑力长期处于疲劳状态，以及由此引发的一系列精神生理症状，而各种检查均基本正常。因此，本病不易被大多数人（包括医护及家属）所认识，常给患者带来很大的精神心理和身体痛苦。其范围涉及神经官能症、神经衰弱、植物神经功能紊乱、更年期综合征、部分老年痴呆等病征。中医认为其多与肝郁、痰湿、气阴两虚有关。

【病因病理】

本病多因脑力劳动过度，导致耗氧量过多，血氧供给不足，大脑代谢酸性产物淤积，脑中枢神经系统活动降低而产生疲劳。

【临床表现与诊断】

（一）典型症状

患者持久或反复发作疲劳，持续 6 个月以上，据病史、体征或实验室检查结果，可以排除引起慢性疲劳的各种器质性疾病。主要表现为体力或心理负荷过重引起不易解除的疲劳；无明显原因的肌肉无力；失眠症状普遍，多梦或早醒；头胀，头晕或头痛；注意力不集中，记忆力减退；食欲不振；肩背部不适，胸部有紧缩感，或腰背痛，不定位的肌肉痛或关节痛，且无明显的风湿及外伤史；心情抑郁，紧张或恐惧；兴趣减退或丧失；性功能减退；低热；咽干，咽痛，喉部有紧缩感。

（二）重要体征

在未发现其他引起疲劳的疾病体征前提下，可见低热，体温不高于 38℃；咽部充血，但无明显扁桃体炎症；可触及小于 2 厘米的颈部淋巴结肿大或压痛。

【砭石治疗】（图 50）

（一）用加热砭板在患者厥阴俞、心俞部位热熨 30 分钟。

（二）用小砭具在面部做抹法，按揉印堂、睛明、四白、太阳、头维、耳门、风池等穴。头部做梳刮法。共 10 分钟。

（三）患者仰卧位，用砭石在胸胁部做推擦、振颤法；点按神门、内关、足三里、涌泉等穴。共 10 分钟。

（四）患者俯卧位，用砭石在颈背部做按、揉、滚、拨等法，并点按背部脏腑腧穴。

（五）四肢部沿经络用砭具做离心性推擦 5 分钟。

（六）以砭具轻轻叩击背部阳经，结束治疗。

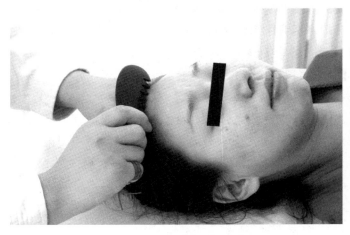

图 50　头部梳刮法

【护理与预防】

（一）加强营养，抵抗疲劳。

（二）适当运动，缓解疲劳。

（三）调整心态，防止抑郁焦躁。

17. 电脑综合征

电脑作为一种与当代人接触日益频繁的现代化工具，可以帮助我们减轻劳动强度、提高工作效率，但也容易给健康带来不良影响。临床上，经常可以发现患者由于长期使用电脑，或玩电脑游戏、上网不加节制而出现全身不适以及眼、手、肩膀、足、腰部疲劳的一系列症状，我们将此称为电脑综合征。

【病因病理】

由于眼球长时间暴露在空气中，容易造成眼睛干涩，严重的甚至会损伤角膜。电脑释放的电磁波、紫外线、放射线和红外线会刺激脑部神经，引起头晕、头痛，脸部丘疹、斑块及皮肤瘙痒；长时间操作电脑，保持坐姿不变，导致指关节、手腕、肩膀、颈项、后背肌肉的酸痛、麻木、痉挛。因此，电脑对人体健康的损害往往是综合性的，应分清原因，区别对待。

【临床表现与诊断】

（一）典型症状

患者在长期使用电脑后，自感眼球干涩，疲劳难耐，近视度加深，视物模糊，头晕头痛，胸闷憋气，精神困倦，失眠健忘，全身乏力，敲打键盘的手指、腕、肘、肩关节酸软，臂、肩、背部多发性疼痛，颈项强直，腰部疼痛，皮肤瘙痒等一系列症状。

（二）重要体征

肩颈部触诊，可见局部肌肉僵硬，或有结节、条索状阳性反应点，皮肤可见丘疹、斑块。

【砭石治疗】（图 51）

（一）用加热砭板在患者大椎部位热熨 30 分钟。

（二）用砭石在头面部做轻柔和谐的刮、擦、梳、抹 5 分钟。

（三）用砭石在百会、太阳、睛明、四白、听宫、颊车、人中、风池、风府等穴位做点揉各 1 分钟。

（四）用砭石在颈、肩、背、腰及上下肢依次做按、揉、滚、推、叩击等法 5～10 分钟。

（五）用砭石在患者胸胁部顺肋骨方向做摩、擦法 5 分钟。

（六）以砭石轻微叩击颈背部，结束治疗。

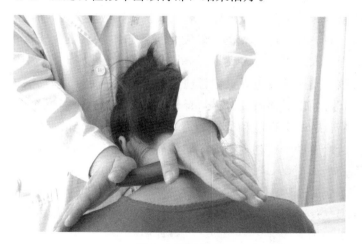

图 51　颈部滚法

【护理与预防】

（一）工作环境应当光线明亮，空气流通，空间宽敞，座椅舒适。

（二）操作电脑时间不可过长，工作 1 小时以上应休息 10 分钟。

（三）每半小时双目离开电脑远眺，或注视绿色植物，并有意识地眨眼。平时还应多喝水，多做眼睛保健操。

（四）不要沉迷于网络虚拟世界，保证正常作息时间。

18. 强直性脊柱炎

强直性脊柱炎是以中轴关节慢性炎症为主，可累及内脏及其他组织的慢性进展性风湿性疾病，以脊柱或全身关节僵硬、疼痛为主要表现。通常起自后背下部，随着时间的推移，逐渐发展到脊柱上部、胸部和颈部，最后关节和骨头（椎骨）可以长到一起，互相融合，使得脊柱变得僵硬，不能屈伸。典型病例 X 线示骶髂和脊柱关节明显破坏，后期脊柱呈竹节样变化，其他关节如髋、肩、膝或踝关节也可以发生炎症。本病多发生于 16～40 岁的青年人，以男性多见。5％的患者发病于儿童时期，男孩多于女孩。当儿童发生强直性脊柱炎时，症状多起于髋、膝、后跟和大脚趾，以后逐渐发展累及脊柱。强直性脊柱炎是一个慢性疾病，症状的严重程度和劳动能力丧失程度因人而异。早期诊断、正规治疗有助于控制本病造成的疼痛和强直，并减轻或防止严重畸形。

本病属于中医"骨痹"、"肾痹"范畴。《内经》云："风、寒、湿三气杂至，合而为痹也。"由于禀赋不足或素体虚弱，肝、脾、肾亏损，三邪入侵督脉——脊柱而发病。

【病因病理】

强直性脊柱炎的病因尚不清楚，但基因和遗传是一个肯定的因素。现代医学研究已经发现在 90％的患者中发现了一种基因 HLA-B27，此基因与发病有关，但是，除了 HLA-B27 基因还有别的因素导致强直性脊柱炎的发生。近来的研究关注在可能影响强直性脊柱炎的几种细菌上，但尚未发现明确的特异性的感染病原体。

【临床表现与诊断】

（一）典型症状

发病缓慢，病程长久，发展与缓解交替进行。腰部僵硬及疼痛，劳累后加重，逐渐出现背痛或束带样胸痛，继续发展可出现颈部疼痛及活动受限。

后期脊柱强直，呈驼背畸形，疼痛消失。部分患者有虹膜炎，引起复发性眼痛及视觉障碍。活动期以疼痛和发僵为主，可伴有食欲减退、乏力、低热、消瘦、贫血等全身症状。

（二）重要体征

1. 脊柱僵硬及姿势改变：早期腰椎活动度减少，晚期脊柱各方向活动均受限制，甚至脊柱活动完全丧失，脊背呈板状固定，严重者呈驼背畸形，两眼不能平视。

2. 胸廓呼吸运动减少：胸部周径扩张度小于 3 厘米，严重时可见完全消失。

3. 按压或旋转骶髂关节引起疼痛，是骶髂关节炎的可靠体征。

4. 周围受累关节肿胀、积液、红、热，压痛阳性，活动受限，晚期可出现骨性强直、关节畸形。

5. 在大转子、坐骨关节、髂骨嵴、耻骨联合、跟骨关节等肌腱附着点红、肿、热，压痛阳性，晚期可触及局部骨性粗大畸形。

（三）辅助检查

1. 实验室检查：90％以上患者 HLA-B27 阳性。患者多有贫血。早期和活动期：血沉增快；抗"O"滴度不高；类风湿因子阴性；淋巴细胞组织相容抗原阳性。

2. X 线检查：双侧骶髂关节变化是早期诊断本病的主要依据。早期 X 线片显示骶髂关节边缘模糊，并稍见致密，关节间隙加宽；中期关节间缝狭窄，关节边缘骨质增生与软骨下骨质呈锯齿状；晚期关节间隙消失。脊柱 X 线片早期见骨质疏松，中、晚期出现小关节模糊及小关节融合，关节囊及韧带钙化、骨化，脊椎间骨桥形成呈"竹节"样变，出现驼背畸形。

【砭石治疗】（图 52）

（一）用加热砭板在患者督脉部位（根据病情可选骶髂、腰部、胸椎部位或颈椎部位的相应穴位为中心放置加热砭板）作温法 30 分钟。

（二）用砭具在患者背部沿脊柱两侧用滚法、揉法，上下往返治疗 10 分钟。并用砭具沿脊柱按压，按压时配合患者呼吸，呼气时下压，吸气时放松。

（三）用砭具拨、按两侧膀胱经经穴，以及秩边、环跳、居髎等穴位。

（四）用砭具在肩颈部作滚揉治疗 10 分钟，点按风池、风府、肩井等穴位。

（五）用砭具垂直推擦背部督脉及两侧膀胱经，横擦腰骶部，以热透为度，结束治疗。

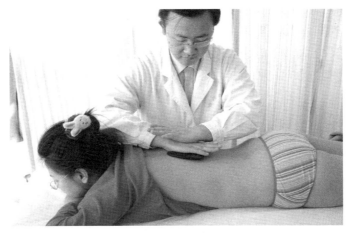

图 52　压法

【护理与预防】

（一）高蛋白和高维生素饮食。

（二）注意保暖，避免受风寒湿邪侵袭。

（三）适当休息，避免长期从事弯腰工作。

（四）保持良好的生理姿势，宜卧硬床板，低枕或不用枕睡眠。

（五）坚持功能锻炼，充分活动各关节，定时做深呼吸、扩胸、挺直躯干等运动。

19. 骨性关节炎

骨性关节炎为慢性进行性关节病，以关节软骨的退行性病变和继发性骨质增生为病变特点。分为原发性与继发性两种。多发于负重大、活动多的髋、膝、踝、颈椎、腰椎等关节，多于中年后发病，男性多于女性。

【病因病理】

本病因关节软骨遭受慢性损伤所致，与遗传和体质因素有关者，称原发性病变；因先后天关节畸形、损伤、发炎后发病者，称继发性病变。主要为关节软骨退（蜕）变、粗糙、失去光泽，继之软化、磨烂或剥脱，骨质裸露，周围组织增生，骨赘形成，软骨下骨质致密，导致关节肥大、畸形及活动受限。

【临床表现及诊断】

（一）典型症状

本病发病缓慢，逐渐加重，间歇期无症状，可多次反复发作。常有多数关节受累，早期患病关节酸痛、僵硬，活动后可减轻，但过度活动后加重，休息后可缓解。晚期可见关节畸形，活动受限，关节强直。

（二）重要体征

急性期局部肿胀，关节中等量渗液，并有轻度压痛，活动时可有摩擦感或摩擦音。

（三）辅助检查

X线片显示关节间隙变窄，软骨下骨有硬化和囊腔形成，后期骨端变形，关节凹凸不平，边缘有骨质增生，有时可见关节内有游离体。

【砭石治疗】（图53）

根据不同病变部位，参见各部手法。

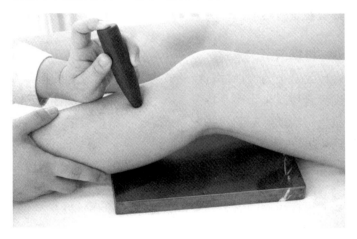

图53　温法与点法

【四 护理与治疗】

（一）注意保暖，勿受寒凉刺激。

（二）防止过度劳累，减轻关节负担。

（三）适当运动。

20. 类风湿性关节炎

类风湿性关节炎是一种以关节滑膜炎症为特征的慢性全身性自身免疫性疾病。其特点是病程慢，关节痛和肿胀反复发作，关节畸形逐渐形成。其主要表现为对称性多发性反复发作性关节炎，凡构成关节的各部分组织均可受到侵犯。手足小关节最易受累。早期或急性发病关节多呈红、肿、热、痛和活动障碍；晚期可导致关节破坏、强直和畸形，并有骨和骨骼肌萎缩。在整个病程中，可伴有发热、贫血、体重减轻、血管炎和皮下结节病变，亦可累及全身多个器官。本病为常见病，多发病。好发年龄为20～45岁。女性发病率高于男性，男女之比约1：3。严重者生活不能自理，少数患者出现关节外表现，影响到重要脏器而导致死亡。

类风湿关节炎属于中医"痹证"范畴。其病因病机多为素体阴阳气血不足，风寒湿热之邪乘虚侵袭，导致气血痹阻而发病。

【病因病理】

本病病因目前尚不清楚，其病理特点为关节腔滑膜炎症，渗液，细胞增殖，肉芽肿形成，软骨及骨组织破坏，最后关节僵直及功能丧失。

【临床表现与诊断】

（一）典型症状

多发于青壮年，急性期有低热、乏力、贫血等症状。晨僵是本病的重要诊断依据之一，即患者晨起后或在一段时间内停止活动后，受累关节出现僵硬，活动受限，时间在30分钟以上。随关节活动增加，组织间液逐渐被吸收，晨僵可见缓解。晨僵时间的长短与病变程度一致。本病最突出的症状是疼痛，其程度与病变轻重及个体耐受性有关，常因天气变化、寒冷刺激、情绪波动而加重。初期可表现为指、腕、趾、踝等小关节游走性疼痛，且呈多发性，随着病变进展，肘、肩、膝、髋、颈椎均可相继出现疼痛。有的患者疼痛长期固定在某几个关节，缓解期则多为钝痛。

（二）重要体征

可见皮下类风湿结节，反复发作后肌肉萎缩，关节呈菱形肿胀，压痛阳性，关节内积液。常好发于手、足小关节，受累关节常呈对称性。晚期关节活动极度受限，可发生半脱位，畸形或强直。

（三）辅助检查

血常规可见白细胞增高及轻度贫血。血沉增快，表明炎症活动。类风湿因子试验阳性者约占 70%～80%。少数患者抗"O"阳性。

【砭石治疗】（图 54）

（一）用大砭板在督脉及病变部位做温法 30 分钟。

（二）用砭具在病变局部手法操作，相应施以揉法、拿法、刮法、叩法以及点按穴位 30～40 分钟，并需与活动关节的手法相互配合操作。

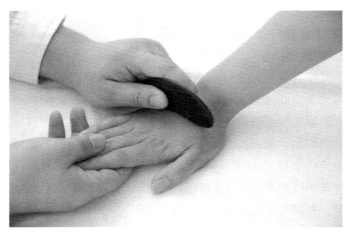

图 54　刮法

【护理与预防】

（一）了解疾病性质与发病过程，增强战胜疾病的信心。

（二）注意休息，适当锻炼。

（三）多食高蛋白、高维生素饮食。

（四）鼓励多晒太阳。

（五）避免劳累、潮湿、阴冷的环境。

外　科

1. 落枕

落枕是指由于睡眠时姿势不当或露肩受冷，醒后感到颈项强痛、活动受限的一种疾病。轻者 3～5 天可自愈，重者疼痛严重，并可向后脑部及肩部放射，迁延数周不愈，或反复发作。

【病因病理】

本病多因平时颈项及肩部肌肉已有劳损，加之夜晚睡姿不当，或受风寒，引发肌纤维发强所致。

中医认为是外感风寒湿邪，致使颈肩部的经脉血气运行不畅，气滞血瘀肌凝而引起本病。

【临床表现及诊断】

（一）典型症状

本病多无明显外伤史。常见于睡醒后忽然感到颈项强硬，颈部一侧肌肉紧张、疼痛，颈部歪斜，头歪向一边，活动受限。严重者疼痛可以向头部、背部及上肢放射。

（二）重要体征

受损肌肉多因疼痛而紧张，有明显压痛，亦可出现于肌肉起止点处。颈部前屈或向健侧旋转时牵拉受损肌肉，使疼痛加重。

【砭石治疗】（图 55）

（一）用加热大砭板热熨病变局部 30 分钟。

（二）用砭块侧棱沿枕项至肩方向刮擦，疏理经筋 3～5 分钟。

（三）以砭块按揉弹拨疼痛的肌肉及条索状物，放松肌肉，解除痉挛。

（四）以砭尖在风池、风府、曲垣、天宗、手三里、合谷、后溪等穴位进行点按、揉拨等手法。

（五）用砭具行摩法结束。

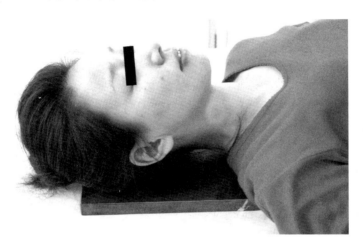

图 55-1 热熨病变局部

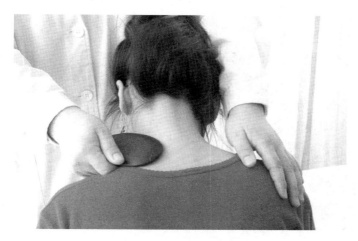

图 55-2 　疏理经筋

【护理与防治】

（一）局部热敷，用砭石自我按摩。

（二）睡眠时枕头不要过高，放自然位置。

（三）局部保温。

2. 颈椎病

颈椎间盘退行性变及其继发性椎间关节退行性变，刺激或压迫颈神经根、脊髓、椎动脉、交感神经引起相应的症状和体征，称为颈椎病。根据受累组织的临床表现不同，颈椎病常分为颈型、椎动脉型、神经根型、交感型、脊髓性、混合型等。本病多在中老年以后发病，40 岁以上的患者可占 80％。但近年来，随着社会生活的改变及电脑的普遍应用，颈椎病的发病年龄日趋年轻化。

由于颈椎病分型较多，故其中医辨证散见于"痹症"、"痿症"、"头痛"、"眩晕"、"项强"、"颈肩痛"、"麻木"等条目之下。

【病因病理】

颈椎病的成因可分为外因与内因两种情况。

外因：外伤、长期伏案、睡眠姿势不正确。

内因：骨质增生、退行性改变。

【临床表现及诊断】

（一）颈型颈椎病

1. 典型症状：以颈部酸、痛、胀及不适感为主，常感头项不知放在何种位置为好。

2. 重要体征：颈、肩及枕部疼痛，感觉异常，伴有相应的压痛点，颈部呈僵直状。

（二）神经根型颈椎病

1. 典型症状：颈、肩、背、上肢等处疼痛和麻木，可沿神经根分布区放射至手部。颈部及上肢的关节运动障碍，背部或上臂肌肉跳动、麻木或肌萎缩。

2. 受累颈神经根之神经分布区有压痛，压头试验或椎间孔压缩试验阳性，臂丛牵拉试验阳性。

3. 辅助检查：颈椎 X 线正、侧位片可见颈椎曲度变直或反弓。椎间隙变窄，可有骨刺形成。

（三）椎动脉型颈椎病

1. 典型症状：头昏、头痛、恶心、呕吐，位置性眩晕或体位性摔倒，耳聋、耳鸣、视觉障碍。可于转头时突发，而恢复颈部位置后，症状随之消失。

2. 重要体征：多有颈部阳性体征。颈椎后伸、侧屈至一定程度时头晕加重，甚至猝倒，压头试验阳性。

3. 辅助检查：颈椎 X 线检查可见钩椎关节的骨赘。椎动脉造影可见在钩椎关节骨赘压迫处椎动脉被挤压，向外扭曲，以及造影剂不通等。

（四）交感型颈椎病

此型颈椎病临床表现复杂，可见交感神经兴奋症状，如头痛、恶心、呕吐、视物模糊、眼目干涩、眼底胀痛、视力下降、心悸、心律不齐、血压升高、肢体发凉怕冷、局部多汗、耳鸣、失音、发音不清等。亦可见交感神经抑制症状，如头晕、眼花、眼睑下垂、流泪、鼻塞、心动过缓、血压下降、胃肠蠕动增加或嗳气等。临床应结合 X 线及其他影像学检查、颈部局部特征、神经病学特殊检查等手段，排除全身疾病的可能性，而做出诊断。

（五）脊髓型颈椎病

1. 典型症状：单侧或双侧上下肢麻木、乏力、颤抖、步态不稳、行走困难，双腿步行时有踩棉花感。躯干多有第 2 肋或第 4 肋以下感觉障碍，胸腹或骨盆区发紧，晚期可出现括约肌松弛，二便失禁，重者完全瘫痪。

2. 重要体征：可表现有不完全的痉挛性瘫痪，肌张力增高，腱反射亢进，浅反射减弱，出现病理反射（如 Hoffman 征、Babinski 征）。可有痛温觉障碍及深感觉消失。

3. 辅助检查：CT 检查，可见颈椎椎体后缘骨刺，后纵韧带骨化，椎管狭窄等。

（六）混合型颈椎病：两型及以上症状综合出现为混合型。

【砭石治疗】（图 56）

（一）用加热大砭板在患者颈部热熨 30 分钟。

（二）用砭具在患者颈部做从上向下的刮法 5～10 分钟。

（三）用砭具棱部施以拨法 5 分钟，特别是针对条索状、结节状病变处，使其变松变软。

（四）以砭具尖端点按风池、风府、肩井、大柱等穴，并根据不同病症表现，沿经取穴。点按穴位 10 分钟。

（五）在肩颈部用砭具行叩法，结束治疗。

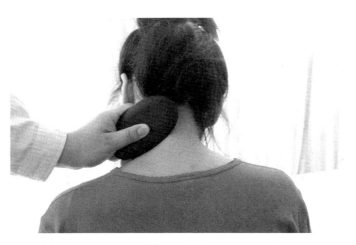

图 56　刮法

【护理与预防】

（一）选用合适的枕头，长度超过自己肩宽 10～20 厘米，仰卧时放在颈下方，不可放在后枕部，以免抬高头部，使颈部肌肉疲劳、颈椎屈度变小或反弓。

（二）不要长期低头工作、看书，也不宜长时间仰头，否则易造成颈椎软组织与肌肉韧带的劳损及关节的改变。

（三）防止颈部外伤。

（四）注意颈部保温。

3. 颈背肌筋膜炎

颈背肌筋膜炎亦称肌筋膜综合征、肌纤维炎，是常见的颈背部慢性软组织疾病。

【病因病理】

本病可因寒冷、潮湿、慢性劳损、病灶感染、精神创伤等综合因素所引起，主要为肌腱、韧带、纤维组织与肌肉、筋膜劳损等，以肌肉疼痛为主要表现。

中医认为本病与感受风寒，肝肾不足，气滞血瘀，脉络不通有关。

【临床表现及诊断】

（一）典型症状

颈背部肌肉疼痛，晨起发僵，勉强活动后可减轻。得温痛减，遇寒加重。长时间低头伏案疼痛加重。

（二）重要体征

压痛点多位于斜方肌、胸锁乳突肌、前斜角肌、三角肌、胸大肌等肌腹或肌肉起止处。无放射痛及神经症状。

【砭石治疗】（图 57）

（一）用加热大砭块在病变局部做温法 30 分钟。

（二）在颈背疼痛部位用砭具施以揉法、滚法 10 分钟。

（三）用砭具棱部弹拨压痛处及条索状痉挛处。

（四）用砭具尖端点按风池、肩井、大杼、肩中俞、天宗、秉风、曲垣、肩外俞等穴位。

（五）用砭具局部行叩击法结束。

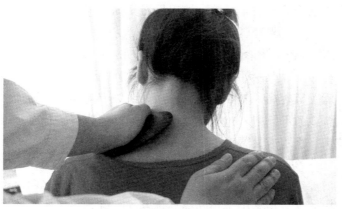

图 57　揉法

【护理与预防】

（一）局部保暖，勿受寒凉。

（二）劳逸结合，加强锻炼。

4. 肩关节周围炎

肩关节周围炎简称"肩周炎"，是因肩关节及周围软组织、肩周肌肉、肌腱、滑囊及关节囊的慢性损伤而导致退行性改变所引起的广泛的炎症反应，因关节内外粘连，临床以活动时疼痛、功能受限为主要表现。中医称"凝肩"、"冻结肩"、"漏肩风"、"五十肩"等。

【病因与病理】

本病可由多种因素引发，如肩部创伤、长期过度活动、姿势不良而导致肩部韧带、肌腱、腱鞘、滑液囊或关节囊等软组织充血、水肿、局部痉挛、缺血、粘连。或因上肢外伤而肩部固定时间过久，肩周软组织继发萎缩粘连。但也有一部分患者无外伤或劳损病史，不明原因而发病。

本病属中医"痹症"范畴，多因年老体弱，肝肾亏损，气血虚衰，筋肉肌腱失于濡养，兼以操劳伤损，风寒湿气侵袭，凝滞不去，痰浊瘀阻经脉关节所致。

【临床表现及诊断】

（一）典型症状

肩关节疼痛，其疼痛或为钝痛，或为刀割样，逐渐加重，可向前臂或颈部放射。过度活动后或夜间疼痛明显。严重时患肢不能梳头、洗脸或叉腰背手、穿衣服。

（二）重要体征

肩部压痛明显，肩关节运动受限，以肩关节外展和内旋、外旋障碍明显。患者因害怕伤患处疼痛而将臂垂于体侧，其作肩部活动时，只能缓慢的逐渐进行。

【砭石治疗】（图58）

（一）患者坐位，术者以加热砭具按揉肩部，以三角肌、肩胛冈上及下部痛点为主，亦可双手持砭块，在肩部行拿法3～5分钟。

（二）以砭尖点按、点揉肩贞、肩髃、肩井、臂臑、天宗、肩髎、肩外俞、肩中俞、手三里、内关、外关、曲池、合谷等穴。

（三）活动关节：肩部摇转3～5次，前屈后伸3～5次，做外旋、外展、内收、上举、梳头等动作（注意：一定要循序渐进，手法刚柔结合，切记粗暴。每次极限运动后，患者可产生巨痛，当附以轻柔的搓揉，以减轻疼痛）。

（四）搓抖上肢结束，以加热砭板热熨患肩30分钟。

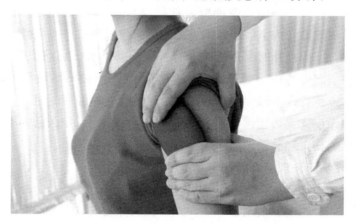

图58 拿法

【护理与防治】

（一）防止肩部外伤。

（二）注意肩关节及颈部保暖，勿受凉受潮。

（三）循序渐进，坚持主动关节功能锻炼。

5. 肱骨内上髁炎

肱骨内上髁炎是以肱骨内上髁疼痛、前臂旋前、主动屈伸受限为特征的综合征，又称"学生肘"、"高尔夫肘"、"正手网球肘"、"棒球肘"等。由于患者的屈腕、屈指和内旋前臂的活动频繁，使前臂主要屈肌群的工作量加重，特别是某些职业常使屈肌频繁承受较大强度和超生理负荷的工作量，从而集中牵拉了肱骨内上髁，久之即可能形成一种异常的刺激，引起慢性组织损伤而发病。

【病因病理】

肱骨内上髁是前臂屈肌总腱的附着部。由于某些职业需要反复进行屈腕、伸腕以及前臂旋前的动作，使前臂屈腕肌群受牵拉，引起肱骨内上髁肌腱附着处的集叠性损伤，产生慢性无菌性炎症。或因跌扑时采用腕关节背伸、前臂外展、旋前位等姿势，往往引起肱骨内上髁肌肉起点撕裂，产生血肿，继之纤维疤痕化。或肱骨内上髁穿出前臂屈肌总腱的血管神经束受挤压，以及尺神经皮支受挤压，也是发生本病的常见原因。中医认为本病与积累陈伤，经脉受阻失于濡养有关。

【临床表现与诊断】

（一）典型症状

肱骨内上髁及附近疼痛，尤其在前臂旋前、主动屈腕时，疼痛更加严重，多有屈腕无力。

（二）重要体征

肱骨内上髁处压痛明显，尺侧屈腕肌及指浅屈肌有广泛压痛。抗阻力屈腕试验阳性（抗阻力作腕关节掌屈和前臂旋前动作可引起患处疼痛）。

【砭石治疗】（图 59）

（一）用加热砭板在患者疼痛部位做温法 30 分钟。

（二）用砭具的尖部点按痛点及小海、少海、青灵、支沟等穴位 10 分钟。

（三）用砭具在痛处作轻微和缓的揉搓。

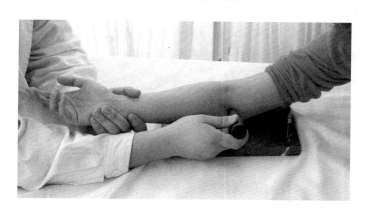

图 59　温法与点法

【护理与预防】

（一）在屈伸腕肘关节运动时，不要用力过猛。

（二）工作要劳逸结合，注意肘部保温，及时缓解疲劳。

6. 肱骨外上髁炎

肱骨外上髁炎是以肱骨外上髁处疼痛为主证，伸腕及端提前臂旋前受限，又称"肱骨关节滑囊炎"、"桡侧伸腕肌腱起点损伤"、"网球肘"等。患者多数无急性外伤史，但多有长期伸腕工作的历史而形成慢性起病过程。早期，在肘外侧有类似疲劳的酸困不舒感，常在工作时出现，休息后消失。以后，疼痛呈持续性，甚至在举臂、持工具时都会加重。有些患者在日常生活中拿热水瓶，端脸盆，手提重物时疼痛，也可以伴有患臂无力、持物不牢、容易疲劳和拿物脱落的现象等。

【病因病理】

肱骨外上髁炎多因长期劳损，伸腕肌起点反复受到牵拉刺激，引起前臂伸肌总腱部分撕裂、扭伤、钙化或无菌性坏死，慢性肱桡关节的滑膜炎症，局部滑膜皱襞的过度肥厚，桡骨头环状韧带退行性病变，前臂伸肌总腱深面的滑膜炎，皮下血管神经束的绞窄及桡神经关节干的神经炎等。

【临床表现与诊断】

（一）典型症状

肘关节外侧疼痛，可向前臂、上臂、腕部放射，握物无力。

（二）重要体征

外上髁局部肿胀和明显压疼，压疼点多数在肱骨外上髁处，也可以位于肱桡关节的间隙处，或桡尺环状韧带处和沿伸肌走行的部位。在压疼部位可以触摸到增厚、变硬的片块状的病理组织。在做持物伸腕、伸腕抗阻、前臂外旋抗阻试验时，都可以出现肘外侧的疼痛。

【砭石治疗】（图60）

（一）用加热砭板在患者疼痛部位做温法30分钟。

（二）用砭具尖端对痛点及曲池、尺泽、手三里、外关等穴位进行点按揉法10分钟。

（三）用砭具在痛点用拨法操作5分钟，使粘连剥离。

（四）用一手托肘，将砭具以拿法固定在痛点处，另一手拿腕，作旋转摇伸，理筋整复。

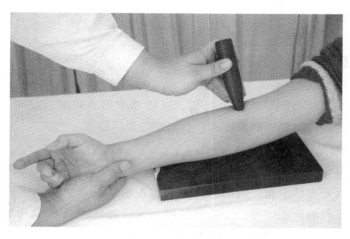

图 60　温法与点法

【护理与预防】

（一）在屈伸腕肘关节运动时，不要用力过猛。

（二）工作要劳逸结合，注意肘部保温，及时缓解疲劳。

7. 腕管综合征

腕管综合征又称"腕部尺神经卡压综合征"。是由于正中神经在腕管内受压而引起的手指麻木、疼痛或鱼际肌麻痹等一系列神经症状。多发于女性右手，常见于 40～50 岁体力劳动者，病因不明，可能与内分泌和慢性劳损有关。

【病因病理】

腕管是掌根部的一个骨纤维管道，有一定的容积，正常情况下，指屈浅、深肌腱在腕管内滑动，不会防碍正中神经。但在局部受到损伤等外因的影响下，如局部骨折脱位、韧带增厚、骨质增生或腕管内容物体积增大时，就会引起腕管相对狭窄而发病。临床多见的是因指屈浅、深肌腱发生非特异性慢性炎性变化而导致肌腱腱鞘的肿胀、膨大，使腕管相对变窄，从而挤压腕管内正中神经发生神经压迫症状。

【临床表现与诊断】

（一）典型症状

中指或桡侧三指（大拇指、食指和中指）麻木、刺痛、剧痛，可向肩肘部放射。夜间、晨起和劳累后加重。

（二）重要体征

大鱼际肌出现不同程度萎缩或麻痹，严重时拇指出现功能障碍。可有皮肤干燥、脱屑、指甲变脆等现象。Tinel 征阳性（轻扣或压迫腕部正中神经部位，桡侧三指放射性疼痛）、屈腕试验阳性（屈肘，前臂上举，屈腕 90 度，1～2 分钟后，疼痛、麻木明显加重）。

（三）辅助检查

肌电图正常传导时间＜5 毫秒，本症可达 20 毫秒。

【砭石治疗】（图 61）

（一）用加热砭板热熨病变局部 20 分钟。

（二）用砭块的尖部点按内关、曲泽、大陵、鱼际等穴各1～2分钟。

（三）用砭具沿手厥阴经往复推刮 10 分钟，重点在腕管部施治。

（四）将小砭板捏在腕部，做腕部摇转动作。

（五）以砭具在腕部做擦法结束。

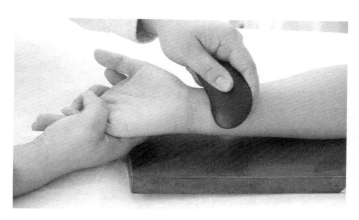

图 61　温法与刮法

【护理与预防】

（一）局部保暖，防止损伤与受寒。

（二）加强腕关节屈伸功能锻炼和旋转功能锻炼。

8. 腱鞘囊肿

腱鞘囊肿，是指发生于关节和腱鞘附近的囊肿的一种病证。临床所见以腕关节、踝关节背侧囊肿为多见。中医称为"腕结筋"、"筋聚"等。本病常见于青壮年，且女性多于男性。

【病因病理】

腱鞘囊肿是关节附近的一种囊性肿块，病因尚不太清楚。慢性损伤使滑膜腔内滑液增多而形成囊性疝出，或结缔组织黏液退行性变可能是发病的重要原因。目前临床上将手、足小关节处的滑液囊疝（腕背侧舟月关节、足背中跗关节等处）和发生在肌腱的腱鞘囊肿统称为腱鞘囊肿。中医认为本病多因劳伤或伤后气血阻滞，血不荣筋，夹痰瘀凝结而成。

【临床表现与诊断】

（一）典型症状

本病以女性和青少年多见。腕背、腕掌侧桡侧腕屈肌腱及足背发病率最高，手指掌指关节及近侧指间关节处也常见到。偶尔在膝关节前下方胫前肌腱膜上也可发生这类黏液退行性变囊肿，但因部位较深，故诊断较困难。

（二）重要体征

病变部出现一缓慢长大包块，小时无症状，长大到一定程度后活动关节时有酸胀感。检查可发现 0.5～2.5 厘米的圆形或椭圆形包块，表面光滑，不与皮肤粘连。扪之如硬橡皮样实质性感觉。如囊颈较小者，略可推动；囊颈较大者，则不易推动，易误为骨性包块。重压包块有酸胀痛。

【砭石治疗】（图 62）

（一）将患者手腕掌屈，使囊壁紧张。用拇指、食指将砭石捏在囊肿周围，向两侧活动 1～2 分钟，然后用双手指重叠将囊肿向一个方向用力挤压，听到撕裂声时即表囊肿已破裂，然后加压包扎数日。

（二）以后每日用砭石在囊肿处刮擦、按揉，使液体充分流出，以防复发。并可配合穴位按揉：前臂桡侧配曲池、偏历、列缺、阳溪、合谷；腕部配外关、阳溪、阳池；足部配解溪、中封、太冲。

【护理与预防】

（一）常做局部按摩，加强关节功能锻炼。

（二）防止腕关节不适当用力，保持劳逸结合。

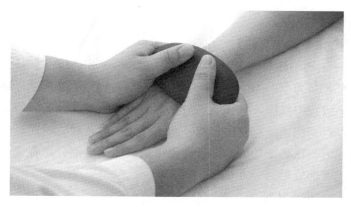

图 62　挤压囊肿

9. 棘上韧带损伤

棘上韧带从枕骨隆突到第 5 腰椎棘突，附着在棘突的表面。颈段的棘上韧带宽而厚，称为项韧带，胸段变得纤细，腰段又较为增宽，故中胸段棘上韧带损伤多见。

棘上韧带损伤分为急性损伤与慢性劳损。急性损伤多由直接或间接暴力使棘上韧带受伤断裂而致；慢性劳损主要是由于长期反复多次的弯腰等造成韧节损伤，使部分纤维撕裂，或自骨质上轻微掀起，久之发生剥离或断裂，局部产生少量渗液、出血，而出现疼痛。

【病因病理】

长期埋头弯腰工作者，不注意定时改变姿势；脊柱因伤病不稳定，使棘上、棘间韧带经常处于紧张状态而逐渐产生小的撕裂、出血及渗出。如伴有退行性变，则更易造成损伤。这种损伤性炎症刺激到韧带的腰神经后支的分支，即可发生腰痛。病程长者，韧带可因退变、坏死而钙化。棘上韧带与棘突连接部可因退变、破裂而从棘突上滑脱。此外，因暴力所致棘上、棘间韧带破裂，因伤后固定不良而形成较多瘢痕，也是慢性腰痛的原因。

【临床表现与诊断】

（一）典型症状

患者多为 20～50 岁的体力劳动者，有弯腰劳动或腰背部外伤史。腰背中线痛，且长期不愈，疼痛位置主要在棘突后侧顶点及其左右两侧，痛点常固定在一两个棘突。以弯腰时明显，但在过伸时因挤压病变的棘间韧带，也可引起疼痛。部分患者痛可向骶部或臀部放射。

（二）重要体征

在损伤韧带处的棘突或棘间有压痛，但无红肿。有时可扪及棘上韧带在棘突上成片状或条索状滑动。腰前屈活动受限且加重疼痛，仰卧屈髋试验阳性。

（三）辅助检查

对于急性损伤，应摄脊柱 X 线正、侧位片，排除骨折。

【砭石治疗】（图 63）

（一）用加热砭板在患者病变局部做温法 30 分钟。

（二）用砭具在痛点处沿棘上韧带方向行推法，并在阳性病变处施以拨法，操作 10 分钟。

（三）用砭具尖端点按命门、志室、肾俞、太溪、委中等穴位各 1 分钟。

（四）用砭具作轻柔的揉法、叩法，结束治疗。

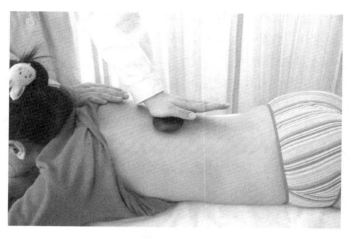

图 63　推法

【护理与预防】

（一）出现症状后应尽可能避免弯腰动作，以免再次受损。

（二）常做腰部后伸体操。减少坐立低头工作时间。

（三）卧硬板床休息，局部可作热敷。

10. 急性腰扭伤

因劳动或运动时，腰部肌肉无准备地强烈收缩或过度牵拉，形成腰部肌肉、筋膜、韧带等项软组织的撕裂或损伤，称急性腰扭伤。

【病因病理】

本病多因负重过大或暴力冲击，使腰部的肌肉组织受到剧烈的扭转、牵拉而突然受伤。多发生于腰骶、骶髂部和两侧骶棘肌。

【临床表现及诊断】

（一）典型症状

常于明显外伤后，出现腰部剧烈疼痛，活动不便，坐、卧、翻身皆有困难，甚至不能起床，咳嗽、深呼吸时疼痛加重。也有些患者在伤后疼痛不甚明显，而于数小时或 1～2 天后疼痛加剧。

（二）重要体征

在患者损伤部位有明显的压痛点，单侧或双侧的骶棘肌、臀大肌出现保护性痉挛，可引起脊柱向患侧倾斜。

【砭石治疗】（图 64）

（一）用加热大砭块在腰部行温法 30 分钟。

（二）在腰部以砭具施以滚法、按法、揉法、擦法 10 分钟，由压痛处周围逐渐移至痛处。力量须由轻至重。

（三）用砭尖点按腰阳关、肾俞、环跳、委中等穴位，以痛胀为度。

（四）在压痛点及痉挛处行拨法 5 分钟。

（五）配合腰部斜扳法。

（六）用砭具行摩法结束。

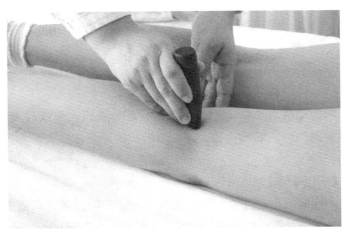

图 64　点委中穴

【护理与防治】

（一）治疗期间卧硬板床休息。

（二）局部保暖，勿受寒冷刺激。

11. 慢性腰扭伤

慢性腰扭伤又称"腰肌劳损"，主要指腰部肌肉筋膜及软组织的慢性损伤，为腰部疼痛中相当常见的疾患。

【病因病理】

患者由于在劳动中长期维持不平衡的体位，或自身姿势不良，以及急性腰部损伤后未能完全恢复，使腰部肌肉、筋膜等疲劳受压而疼痛。

【临床表现及诊断】

（一）典型症状

有长期腰病史，反复发作，腰骶部一侧或双侧疼痛不适。劳累后疼痛加重，休息则减轻，且与天气变化有关。有时可有单侧或双侧下肢不适感。

（二）重要体征

压痛广泛而不甚明显，可见腰肌硬结痉挛。有的患者局部喜热怕风冷。

【砭石治疗】（图 65）

（一）用加热大砭块在腰部行温法 30 分钟。

（二）患者俯卧位，医者以砭具在腰部施以滚法、揉法、擦法、推法各 5 分钟。

（三）用砭尖点按肾俞、大肠俞、八髎、秩边、环跳、委中等穴，并在硬结及痉挛处施以拨法，以酸痛为度。

（四）用砭具行叩法结束。

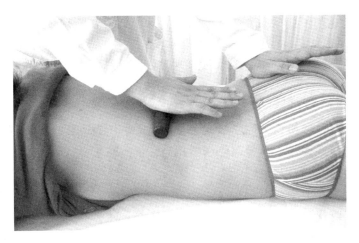

图65　滚法

【护理与防治】

（一）变换劳动姿势，纠正不良习惯姿势。

（二）以特制腰围围腰，以加强腰的保护。

（三）加强腰部肌肉锻炼。

12. 腰背肌筋膜炎

腰背肌筋膜炎亦称"腰背部纤维组织炎"、"腰背筋膜疼痛综合征"、"腰背肌肉劳损"，为较常见的一种腰背痛症。

【病因病理】

本病发病原因尚未完全明确，多与外伤、感染、维生素E缺乏、慢性劳损或感受风寒湿有关。可导致筋膜破裂、局部水肿膨出成疝、劳损引起血液循环障碍，出现纤维素发生粘连、筋膜裂隙部形成瘢痕压迫邻近的神经、肌纤维脂肪变性或痉挛影响神经末梢以及肌肉的炎症刺激末梢神经纤维。

【临床表现及诊断】

（一）典型症状

本病以腰背部疼痛沉重为主要表现，疼痛部位多在胸背部肩胛之间，或腰椎第3、4、5椎两侧骶棘肌鞘部。疼痛多于久立、久坐、久行或清晨和天气变化时加重。经按摩、叩击，更换体位可减轻。

（二）重要体征

腰背部明显压痛点多位于棘突旁或骶棘与髂嵴附着处。局部可触及硬结或肌肉痉挛。腰部前屈至某一角度可出现腰痛。直腿抬高试验多为阴性。

【砭石治疗】（图66）

（一）用加热大砭块在病变局部行温法30分钟。

（二）患者俯卧位，用砭具分别在患处作滚法、揉法。各5分钟。

（三）以砭具尖端在痛处或硬结痉挛处行点按与拨法、推法各3～5分钟，可配合点按志室、肾俞、大肠俞、环跳、殷门、委中、阿是穴等。

（四）以砭具施以揉法、叩击法以使肌肉放松，结束治疗。

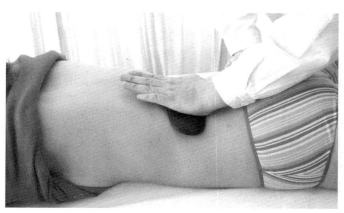

图66 推法

【护理与防治】

（一）注意保暖，避免寒冷刺激。

（二）劳逸结合，加强体育锻炼。

13. 腰椎管狭窄

腰椎管狭窄是腰椎管、神经根管或椎间孔狭窄所致马尾和神经根的压迫综合征，可因骨性椎管或硬脊膜囊狭窄引起，但不包括单纯椎间盘突出、感染或新生物所致的椎管内占位病变所引起的狭窄。高龄的严重腰腿痛患者，不少是椎间盘突出合并有不同程度与不同类型的腰椎管狭窄，少数系单独由腰椎管狭窄引起。由于腰椎间盘突出和腰椎管狭窄（除发育型外），均是在腰椎退变性基础上发生，腰椎间盘突出后又会进一步促使退变过程加速。因此腰椎间盘突出与腰椎管狭窄在临床是相互伴随的，所以在检查和治疗中应引起注意。

【病因病理】

腰椎管狭窄按受累的部位可分为局限性和广泛性两类，局限性狭窄仅限于一个节段或一个节段的一部分出现狭窄，可分为中央椎管、侧隐窝和神经根管狭窄。按病因将腰椎管狭窄分为发育性及继发性两种，发育性椎管狭窄是指椎管前后径的狭窄比横径明显，椎弓根缩短，狭窄累及节段较多；继发性椎管狭窄常由脊椎退行性改变、手术、外伤、脊柱滑脱引起，其他一些病变如畸形性骨炎、氟中毒、脊柱畸形、后纵韧带肥厚、骨化及黄韧带骨化亦可引起椎管狭窄。

脊椎退行性改变是引起椎管狭窄最常见的原因，狭窄程度大致与脊椎关节退行性改变的程度呈正比，一般以腰4～5平面最常见。

【临床表现与诊断】

（一）典型症状

发病多见于中年以上，男性多于女性。症状发生呈缓慢性，偶有外伤和负重后加重。主要表现为腰痛及下肢放射性痛，多为酸痛、刺痛，少数放射到大腿外侧或前方、臀部甚至腹股沟部，可单侧疼痛，但多见于双侧，或左右交替出现，休息或弯腰后缓解或消失，站立、腰部后伸或步行后则加重。

间歇性跛行在中央型椎管狭窄或狭窄较重者多见，即行走一段距离后出现下肢痛、麻木、无力，需蹲下或坐下休息一段时间后方能继续行走。且随病情加重，行走的距离越来越短，需休息的时间越来越长。症状重者可出现马尾神经压迫症状，表现为马鞍区麻木、尿急或排便困难。

（二）重要体征

患者的症状多，但体征较少或较轻，特别在休息后更难查到阳性体征，这是本病的特点。直腿抬高及直腿抬高加强试验通常为阴性，下肢神经系统检查一般正常。弯腰试验多为阳性（嘱患者加快步行速度，则疼痛加重，如继续行走，患者为减轻疼痛多采用弯腰姿势，或坐位时腰部向前弯曲，亦可减轻症状）。脊柱畸形和活动受限较少，凡是腰前屈姿势均可使症状缓解或消失，而腰后伸时症状加重。神经系统检查一般为阴性，只有在步行后立即检查可发现神经功能改变。

（三）辅助检查

常规 X 线检查显示椎间隙变窄，骨质增生，腰椎滑脱，小关节增生等退行性改变。脊髓造影、X 线征象显示不同水平上的造影剂不全中断或完全梗阻，椎间盘部位充盈缺损及神经根轴的中断。肌电图检查可发现神经根受损的表现，其阳性率约为 80%。

【砭石治疗】（图 67）

（一）用加热砭板在患者腰部做温法 30 分钟。

（二）在腰部用砭具施以按揉 10 分钟。

（三）用砭具对腰部肌肉关节处行拨法 5 分钟。

（四）用砭具点按肾俞、大肠俞、环跳、委中等穴位各一分钟。

（五）以砭具自上向下推腰肌 5 分钟。

（六）以砭具行局部叩击，结束治疗。

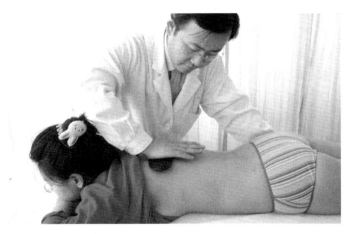

图 67　推法

【护理与预防】

（一）腰的保护：睡床要软硬适中，避免睡床过硬或过软，使腰肌得到充分休息；避免腰部受到风、寒侵袭；避免腰部长时间处于一种姿势，肌力不平衡，造成腰的劳损。

（二）腰的应用：正确用腰，搬抬重物时应先下蹲，用腰时间过长时应改变腰的姿势，多做腰部活动，防止劳损。

（三）腰部保健运动：经常进行腰椎各方向的活动，使腰椎始终保持生理应力状态，加强腰肌及腹肌练习，以增加腰椎的稳定性，使腰的保护能力加强，防止腰椎发生退行性改变。

14. 腰椎间盘突出症

腰椎间盘突出症，又称髓核突出（或脱出）或腰椎间盘纤维破裂症，是临床上较为常见的腰部疾患之一，主要是因为腰椎间盘各部分（髓核、纤维环及软骨板），尤其是髓核，在出现不同程度的退行性改变后，在外界因素的作用下，致使纤维环破裂，髓核从破裂处突出而致相邻组织受刺激或压迫，从而使腰部产生疼痛，一侧下肢或两侧下肢麻木、疼痛等一系列临床症状。

【病因病理】

青春期后人体各种组织即出现退行性变，其中椎间盘的变化发生较早，主要变化是髓核脱水，脱水后椎间盘失去正常的弹性和张力，在此基础上若受到较重的外伤或多次反复的不明显损伤，则造成纤维环软弱或破裂，髓核即由该处突出。髓核多从一侧（少数可同时在两侧）的侧后方突入椎管，压迫神经根而产生神经根受损伤征象；也可由中央向后突出，压迫马尾神经，造成大小便障碍。如纤维环完全破裂，破碎的髓核组织进入椎管，可造成广泛的马尾神经损害。由于下腰部负重大，活动多，故突出多发生于腰 4～5 与腰 5～骶 1 间隙。

【临床表现与诊断】

（一）典型症状

大多发生于 20～50 岁的青壮年，男性多于女性，发病前多有外伤史，也可无明确之诱因。腰痛和一侧下肢放射痛是本病的主要症状。腰痛常发生于腿痛之前，也可二者同时发生。疼痛具有以下特点：

1. 放射痛沿坐骨神经传导，直达小腿外侧、足背或足趾。如为腰 3～4 椎间盘突出，则腰 4 神经根受压迫，从而产生向大

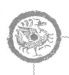

腿前方的放射痛。

2. 一切使脑脊液压力增高的动作，如咳嗽、喷嚏和排便等，都可加重腰痛和放射痛。

3. 活动时疼痛加剧，休息后减轻。多数患者采用侧卧位，并屈曲患肢；个别严重者各种体位均疼痛，只能屈髋屈膝跪在床上以缓解症状。合并腰椎管狭窄者，常有间歇性跛行。

如腰椎间盘突出较明显，或为中央型突出，或纤维环破裂髓核碎片突出至椎管者，均可出现较广泛的神经根或马尾神经损害症状，使患侧出现广泛的麻木区，包括髓核突出平面以下患侧臀部、股外侧、小腿及足部。中央型突出往往两下肢均有神经损伤症状，但一侧较重；同时应注意检查鞍区感觉，常会有一侧减退，有时两侧减退，小便失控，大便秘结，性功能障碍，甚至两下肢部分或大部瘫痪。

（二）重要体征

1. 脊柱侧弯畸形：主要在下腰部，前屈时更为明显。

2. 脊柱活动受限：髓核突出，压迫神经根，使腰肌呈保护性紧张，可发生于单侧或双侧。由于腰肌紧张，腰椎生理性前凸消失。脊柱前屈后伸活动受限制，前屈或后伸时可出现向一侧下肢的放射痛。侧弯受限往往只有一侧，据此可与腰椎结核或肿瘤鉴别。

3. 腰部压痛伴放射痛：椎间盘突出部位的患侧棘突旁有局限的压痛点，并伴有向小腿或足部的放射痛，此点对诊断有重要意义。

4. 直腿抬高试验阳性：由于个人体质的差异，该试验阳性无统一的度数标准，应注意两侧对比。患侧抬腿受限，并感到向小腿或足的放射痛即为阳性。

5. 神经系统检查：腰 3～4 椎间盘突出（腰 4 神经根受压）时，可有膝反射减退或消失，小腿内侧感觉减退。腰 4～5 突出

（腰 5 神经根受压）时，小腿前外侧足背感觉减退，伸肌及第 2 趾肌力常有减退。腰 5 骶 1 间突出（骶 1 神经根受压）时，小腿外后及足外侧感觉减退，第 3、4、5 趾肌力减退，跟腱反射减退或消失。神经压迫症状严重者患肢可有肌肉萎缩。

（三）辅助检查

需拍腰骶椎的正、侧位片，必要时加照左右斜位片。常有脊柱侧弯，有时可见椎间隙变窄，椎体边缘唇状增生。X 线征象虽不能作为确诊腰椎间盘突出症的依据，但可借此排除一些疾患，如腰椎结核、骨性关节炎、骨折、肿瘤和脊椎滑脱等。重症或不典型患者，在诊断有困难时，可考虑作脊髓碘油造影、CT 扫描和磁共振等特殊检查，以明确诊断及突出部位。上述检查无明显异常的患者并不能完全除外腰椎间盘突出。

【砭石治疗】（图 68）

（一）用加热砭板在患者腰部做温法 30 分钟。

（二）患者俯卧位，以砭具在患侧腰部及下肢作滚、揉法各 5 分钟，从上向下对腰肌推擦 5 分钟，以使肌肉放松，气血流通。

（三）用砭具尖端点按腰部腧穴，以及环跳、承扶、风市、殷门、委中、阳陵泉、承山、悬钟等穴。各 1～2 分钟。

（四）对腰部僵硬肌肉及条索、结节状阳性反应点，用砭具侧棱施以拨法，以松解粘连，开通闭塞。

（五）用砭具在腰腿部做和缓的按揉、叩击，结束治疗。

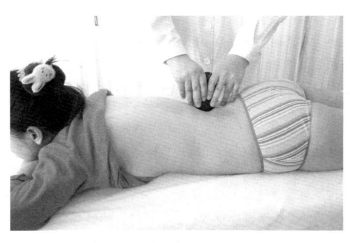

图68　拨法

【护理与预防】

（一）卧硬板床休息。

（二）忌坐软沙发。

（三）尽量避免腰部外伤及感受风寒。

（四）平时注意行走和劳动姿势，不要搬重物。

（五）急性期缓解后，应加强腰背、腹肌的锻炼。

15. 外伤性截瘫

外伤性截瘫是由于外伤引起脊髓结构、功能的损害，造成损伤水平以下脊髓功能（运动、感觉、反射等）的障碍。常因坠落、摔伤、挤压、车祸和砸伤等突发外力原因造成，是临床常见病。本病无前期症状，发病突然，一次性致人终生残疾，是医学界公认的疑难病之一。根据损伤水平的不同，又分为四肢瘫和截瘫。

截瘫是指椎管内神经组织的损伤造成脊髓胸、腰或骶段（不

实用**砭石**疗法

包括颈）的运动感觉功能损害和丧失。截瘫不会影响上肢功能，但根据损伤的平面可以累及躯干、腿部和盆腔脏器。四肢瘫是指由于脊髓腔内脊髓神经组织的损伤造成颈段运动感觉功能的损伤和丧失。四肢瘫引起上肢、躯干、大腿及盆腔脏器的功能损害，不包括臂丛神经病变或椎管外周围神经的损伤。

脊髓外伤性截瘫属中医"痹证"、"痿证"范畴。

【病因病理】

大多数外伤性截瘫是在脊柱骨折的同时损伤脊髓所致，但也可能是由于急救或搬运时处理不当而产生。

脊髓震荡：又称脊髓休克，各种类型脊髓损伤必见。表现为损伤平面以下不完全性感觉、运动、反射和内脏功能障碍。

脊髓横断性挫伤：脊髓横断性损伤平面以下感觉、运动、反射均立刻消失，大小便失去控制。损伤平面以下肌肉呈弛缓性瘫痪，若相应段的脊髓功能恢复但仍失去高级神经的控制，这时损伤平面以下肌肉则由弛缓变为痉挛，腱反射由消失转为亢进，即出现痉挛性瘫痪，膀胱肌张力逐渐恢复，但感觉仍无法恢复。高位颈髓横断性损伤常因膈神经麻痹而引起窒息。

【临床表现与诊断】

（一）典型症状

温觉、痛觉、深部感觉不同范围和程度的改变，运动反射变化，椎体束征，肛门括约肌功能和膀胱平骨肌功能减退等。

完全横断性脊髓损伤早期，神经功能障碍平面可高于脊髓实际损伤水平；不完全性损伤表现为两侧不对称的感觉、运动、反射障碍，有时全部运动功能丧失。

脊髓损伤后多出现膀胱功能失调。

（二）重要体征

下肢运动障碍或瘫痪。

五、实用砭石疗法

171

（三）辅助检查

X线检查：显示脊柱骨折，椎体、关节突、横突、棘突等骨折现象。

【砭石治疗】（图69）

（一）用加热砭板在患者脊髓损伤部位做温法30分钟。

（二）用砭具在患者背部及下肢做按揉与捏拿10分钟。

（三）用砭具沿足三阴经与足三阳经，按经络顺行的方向做推法10分钟。

（四）用砭具的尖端点按患者背部五脏六腑的俞穴，以及环跳、承扶、殷门、风市、委中、承山、阳陵泉、悬钟等穴位。

（五）用砭具在患者背部及下肢的前后两侧，按从上向下的方向和缓叩击，往返5～10次，结束治疗。

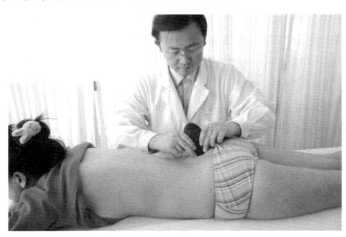

图69-1　点按俞穴

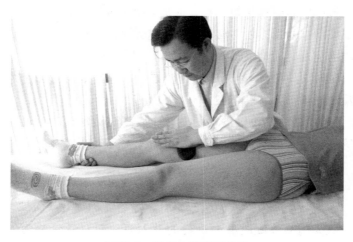

图 69-2　沿足三阴经行推法

【护理与预防】

（一）截瘫患者恢复期较长，往往会产生急躁悲观情绪，对治疗信心不足，从而影响疗效，家庭护理人员及亲友则应从各方面倍加关心体贴，耐心照料，帮助患者正确对待自己的疾病，逐步树立起战胜疾病的信心，促使病情好转。

（二）瘫痪部位骨突出处持续受压易生褥疮，应经常改换体位，保持褥单及下身衣裤清洁、干燥、平整，易患褥疮的部位要垫以橡皮气圈（充气 1/2～1/3 即可）、环形棉花或泡沫塑料圈垫。做到四勤：勤翻身、勤按摩、勤擦洗、勤换衣。通常每 2～4 小时翻身一次，用温水或 50％酒精做局部按摩，每天至少一次。失去知觉的肢体不宜滥用热敷。必须用热水袋时其温度不宜超过 50℃，不能直接贴近皮肤以免烫伤。天冷时注意肢体保暖。如已有皮肤湿疹或早期褥疮，可用红外线灯（白炽灯）照射，每次 15 分钟，每天 3 次，以促使患处干燥收敛。

（三）预防便秘，饮食应含粗纤维，多饮水，定时排便。也可于晨起空腹时饮用热饮料，促进肠蠕动而刺激直肠上端内容物往下蠕动以协助排便，必要时帮助患者用手指挖出肛门内粪块。如腹泻应及时清洁肛部，涂擦油膏，以保护肛周皮肤。

（四）有尿失禁者应随时更换尿布，保持被褥清洁干燥，每天清洁尿道口，预防感染。

（五）恢复期积极进行瘫痪肢体按摩与被动运动，进行功能锻炼，预防肢体挛缩畸形，延缓或减轻肌萎缩的发生。

16. 梨状肌综合征

因梨状肌急慢性疾患引起坐骨神经痛者称"梨状肌综合征"。梨状肌为髋部外旋肌群中重要的动力肌，起自骶骨前面的外侧面，由坐骨大孔穿出，将坐骨大孔分为梨状肌上孔与下孔，止于股骨大转子。由于坐骨神经与梨状肌关系密切，当梨状肌损伤时，常引发压迫坐骨神经的症状。

【病因与病理】

梨状肌损伤多为间接外力所致，如下肢外展、外旋或蹲位直立，或做闪、扭、跨越等动作，以及臀部后方撞击、久坐、髋部劳累等原因，使梨状肌部分撕裂、痉挛、水肿、充血或出血，从而压迫或刺激坐骨神经，引起相应的症状。此外，部分妇女盆腔炎、骶髂关节炎、子宫附近等邻近梨状肌和坐骨神经的病变，如炎症、肿瘤等，也可波及梨状肌上、下孔的神经，出现相应的临床症状。

本病属中医"痹证"范畴，认为多由于劳累闪挫、臀腿扭伤而致经络受损、气滞血瘀或风寒湿邪侵袭人体，流注经脉而营卫不和，气血痹阻，不通则痛。

【临床表现与诊断】

（一）典型症状

大部分患者有外伤史，如撞地、撞墙、闪、扭、跨越、肩扛重物下蹲、站立、负重行走等，部分患者有局部受凉史。主要表现为腰臀部疼痛，且向患侧下肢的后面或后外方发射，间或伴有发麻感。少数伴有小腿外侧发麻和会阴部不适，重者痛似刀割。患者自觉患侧变短，不敢直腰及下肢用力外旋，翻身困难。咳嗽时或任何增加腹压的运动都会诱发疼痛。

（二）重要体征

行走半屈髋位跛行，髂后上棘及尾骨尖的连线中点可触及梨状肌，按压可感到患肌肿胀、硬韧，有条索状肌束，压痛明显，周围软组织无紧张。严重者出现臀部肌肉萎缩。直腿抬高试验在60度前疼痛明显，超过60度疼痛反而减轻。梨状肌紧张试验阳性（患者仰卧，将患肢伸直并作内收、内旋动作，如坐骨神经有放射性疼痛，再迅速将患肢外展、外旋，疼痛随即缓解为阳性）。

【砭石治疗】（图70）

（一）患者仰卧，用砭具在患侧臀部沿臀大肌方向、大腿后侧、小腿后侧做轻柔的按揉，或用砭棒作滚法。

（二）以砭具尖端按揉，按肾俞、白环俞、秩边、环跳、承扶、殷门、风市、委中、阳陵泉、悬钟、昆仑、足三里等穴。反复操作10～15分钟。

（三）用砭具在梨状肌压痛点处按压，并对其条索状硬韧束肌以砭具尖端或侧棱进行深沉而缓慢的弹拨10分钟，使变硬的肌肉松软，使粘连松解。

（四）用砭具于下肢后侧，由臀部向足跟顺行施推法，20～30次。

（五）以加热的砭板置于患位下，患者平卧其上30分钟。

（六）用砭具平面作下肢叩击法结束。

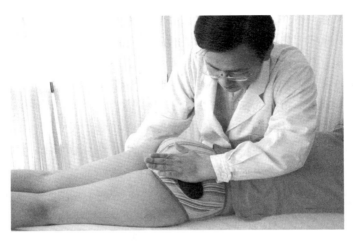

图 70　按环跳穴

【护理预防】

（一）帮助患者做髋关节的内收、内旋的被动活动。

（二）局部注意保暖、避风寒。

（三）扛抬重物时用力要适当，防止腰臀部再度闪、扭受伤。

17. 髌骨软化

本病为髌骨退行性变，多发于青少年或中年，女性多于男性。运动员多见，多为劳损所致，如反复屈伸、扭转，使髌骨与股骨的关节面相互异常错动，或捻转摩擦导致。

【病因病理】

本病一般都由膝部半蹲位的一次性损伤或反复的劳损而发生病变。

【临床表现及诊断】

（一）典型症状：髌骨后方疼痛，膝关节打软不稳，上下楼时明显，有假性绞锁现象。半蹲痛为本病重要征象。

（二）重要体征：髌骨压痛阳性，髌骨摩擦试验阳性，伸膝阻抗试验阳性，单足半蹲试验阳性。

（三）辅助检查：早期 X 线片多为阴性，晚期可见软骨缘有骨唇，软骨下骨硬化及囊样变。

【砭石治疗】（图 71）

（一）用大砭块在局部行温法 30 分钟。

（二）用砭具局部行滚法 3～5 分钟。

（三）用砭具局部行揉法 3～5 分钟。

（四）用砭具局部行捏拿法 3～5 分钟。

（五）用砭具局部行刮法 3～5 分钟。

（六）以砭具尖端点按拨动血海、梁丘、膝眼、阳陵泉、三阴交等穴，以酸胀为宜。

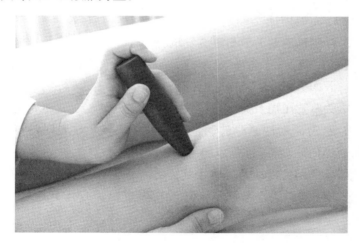

图 71　点膝眼穴

【护理与治疗】

（一）适当休息，避免剧烈运动和长期屈膝半蹲位工作。

（二）局部保温，适当锻炼。

18. 半月板损伤

半月板是填充在股骨髁与胫骨平台之间可活动的两个纤维软骨板，起着加深关节窝，加强关节稳固性，缓冲剧烈运动的作用。其损伤性病变，为膝关节最常见的运动伤之一。

【病因病理】

半月板损伤，多为股骨在固定的胫骨上突然做外旋或内旋动作所造成。可根据损伤部位不同，分为体部损伤、周围附着处破裂、混合性破裂和慢性磨损性破裂。

【临床表现及诊断】

（一）典型症状

膝关节肿胀、疼痛。膝关节活动时，可有绞锁或弹响，膝无力或腿打软。

（二）重要体征

1. 浮髌试验及关节积液诱发试验阳性：关节积液超过 30 毫升，浮髌试验阳性；10～30 毫升时，关节积液诱发试验阳性。

2. 股四头肌萎缩，以股内侧肌明显。

3. 关节隙压痛及突出是其重要体征。

4. 麦氏征阳性：即被动重复屈伸、旋转、收展时，疼痛、弹响发生于哪一侧，即是该侧半月板损伤。

5. 摇摆试验阳性：握住小腿，另一手拇指按住损伤侧关节隙，左右摇摆小腿，可触及半月板松张进出，或伴有疼痛、响声，也是其松动的表现。

【砭石治疗】（图 72）

（一）用大砭块在局部行温法 30 分钟。

（二）用砭具在膝部作轻柔的揉法 3～5 分钟。

（三）用砭具在膝部行刮法。

（四）用砭具在膝部行拿法 3～5 分钟。

（五）以砭具尖端点按血海、膝关、膝眼、犊鼻、阳陵泉、委中、委阳等穴位 5 分钟，以患者感到疼痛走窜为宜。

（六）做辅助性的关节屈伸活动，力量要轻柔。结束治疗。

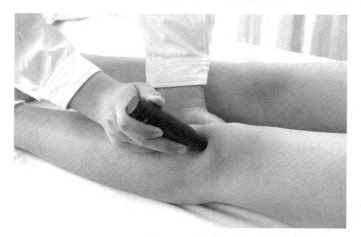

图 72 点犊鼻穴

【护理与防治】

（一）加强膝关节锻炼，防止肌肉萎缩。

（二）不可从事造成膝关节剧烈运动的工作或活动。避免膝关节的内收、外展和旋转活动。

19. 膝关节韧带损伤

膝关节韧带损伤，包括交叉韧带损伤和侧副韧带损伤。临床上二者多合并发生，或伴有半月板损伤，对膝关节的活动影响较大。如及时诊断治疗，损伤的膝关节多可得到较好的功能恢复。现将二者分别阐述。

（1）交叉韧带损伤

【病因病理】

本病有剧烈外伤史，多为减速强力外翻外旋或内旋与过度后

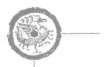

伸，从而造成交叉韧带的部分断裂或完全断裂。根据损伤部位的不同，可分为前交叉韧带下附着点胫骨棘撕脱骨折、前交叉韧带上附着点撕脱、前交叉韧带中部断裂、后交叉韧带下附着点胫骨棘撕脱骨折、后交叉韧带附着点撕脱、后交叉韧带中部断裂。

【临床表现及诊断】

（一）典型症状

关节内剧烈疼痛，迅速肿胀，关节不稳。

（二）重要体征

抽屉试验阳性，小腿近端可向前拉出约 1 厘米或更多，疑为前交叉韧带断裂，反之疑为后交叉韧带断裂。

【砭石治疗】（图 73）

适用于关节功能恢复期。

（一）用加热砭板热熨患部 30 分钟。

（二）用砭具在膝部作轻柔的揉法、刮法、拿法各 3～5 分钟。

（三）以砭具尖端点按血海、膝关、膝眼、犊鼻、阳陵泉、委中、委阳等穴位各 2 分钟，以患者感到疼痛走窜为宜。

（四）辅助患者做膝关节的屈伸、摇转动作，10～20 次。

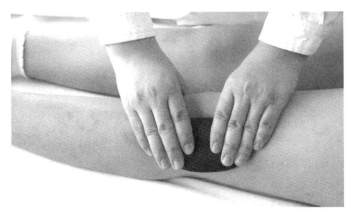

图 73　局部拿法

【护理与防治】

（一）避免膝关节的暴力损伤。一旦损伤，应早期诊断治疗，防止膝关节功能障碍的发生。

（二）术前、术后应加强股四头肌的锻炼，石膏固定后应注意观察肢体末端感觉及运动情况。

（2）侧副韧带损伤

【病因病理】

因膝关节的过度外展或过度内翻，造成膝关节内侧或外侧的侧副韧带损伤。其中膝外侧副韧带损伤较少见。

【临床现及诊断】

（一）典型症状

内侧副韧带损伤时，膝关节内侧肿胀、疼痛，关节外翻时疼痛加重。反之为外侧副韧带损伤。

（二）重要体征

内侧副韧带损伤时，其附着点有明显固定压痛；完全断裂时，可叩及关节内侧加宽的间隙或缺损。膝关节外展分离试验阳性。外副韧带损伤时，局限固定压痛在腓骨小头附近最明显。膝关节内翻应力试验阳性。

（三）辅助检查

X线片可见患侧膝关节间隙加宽。

【砭石治疗】

与交叉韧带损伤疗法相同。

【护理与防治】

（一）加强股四头肌锻炼。

（二）避免暴力损伤。

20. 跗管综合征

本病为胫后神经在胫骨内踝下后方被屈肌支持带与跟骨组成

的骨-韧带管受卡压而引起。一般以单侧为多见,有时可与腕管综合征同时发生。本病较腕管综合征为少见。

【病因病理】

跗管是由架于内踝与跟骨之间屈肌支持带所形成的一个骨-韧带管,其底自上而下为内踝、距骨、跟骨。支持带的深面发出纤维隔将它分为四个骨-纤维管。支持带最狭处在其远端,神经分支均在此通过,足外翻可牵拉支持带和外展拇趾肌,使跖内侧神经血管产生扭曲和卡压,容易出现神经受压症状。常见的发病原因为腱鞘炎、腱鞘囊肿、脂肪瘤、静脉怒张、骨折脱位、类风湿性关节炎,其他的先天性异常如外展拇趾肌肥大或出现副外展拇趾肌,全身性疾病如甲状腺功能不足引起的水肿等亦可致病。少数患者可出现双侧跗管综合征,或伴双侧腕管综合征、肩周炎,故疑与全身性疾病有关。少数老年人因足纵弓塌陷,足内部肌挛缩或跖跗关节炎亦可引起本病。

【临床表现与诊断】

(一)典型症状

起病缓慢,以一侧为多见。在早期,足底或跟部有间歇性疼痛、紧缩或肿胀感,沿足弓有抽搐感。久站或行走后疼痛加重,多数患者在脱鞋后能缓解。随病情进展疼痛逐步加重,常有夜间痛醒,活动足部后痛能缓解。进一步可出现受支配的感觉区麻痹。

(二)重要体征

两点感觉鉴别力消失,这是早期诊断的重要依据。内踝后方Tinel试验阳性。将患足内翻内旋时可诱发剧烈疼痛。跖趾关节跖屈肌力下降。如为拇外展肌肥大或有副外展拇趾肌时,则足弓饱满,形如扁平足。

(三)辅助检查

肌电图检查神经传导速度延长。

【砭石治疗】（图 74）

（一）用加热砭板热熨患部 30 分钟。

（二）用砭石的尖端点按阴陵泉、三阴交、太溪、照海、金门等穴。各 1～2 分钟。

（三）用砭具推揉小腿内后侧，由上至下推至踝部，重点在跗管局部。沿与跗管纵轴垂直方向推揉 10 分钟，以减小管内压力。

（四）在局部用砭具的侧棱对经筋做拨法 5～10 分钟。

（五）以砭具在局部行擦法 5～10 分钟，结束治疗。

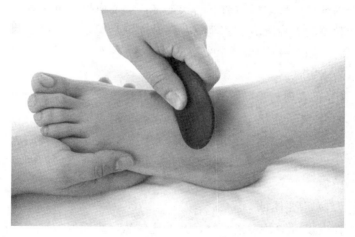

图 74　擦法

【护理与预防】

（一）局部保暖，防止损伤与受寒。

（二）加强踝关节屈伸功能锻炼和旋转功能锻炼。

21. 静脉炎

静脉炎即静脉血管出现炎症，肢体外伤、感染、静脉输液都会引起静脉炎。本病属于中医学的"脉痹"范畴，多由于湿热蕴结，瘀血留滞脉络致，"脉中血流不畅，则血脉凝结而痛"。

【病因病理】

静脉炎的病因有三方面：①化学药物刺激引起，如静脉内注射各种刺激性溶液或高渗溶液，像高渗葡萄糖溶液、各种抗生素、烃化剂、有机碘溶液等。②导管作持续性输液，可使静脉壁直接损伤或因各种机械冲击原因损伤静脉壁，出现炎症反应。③下肢静脉曲张，由于静脉血瘀滞，而引起营养性变化，静脉承受慢性感染，可使曲张的静脉遭受缺氧和炎症损害导致静脉炎。这些病因都可以导致静脉血管内膜损害，形成血栓，迅速导致整条浅静脉壁的炎症反应，甚至累及静脉周围组织，并有渗出，局部表现为疼痛、肿胀和压痛的索条柱，往往伴有全身反应，但多不严重。

【临床表现与诊断】

（一）典型症状

全身反应比较轻，局部症状比较明显，往往有损伤病史，局部突然呈现网状和柱状的红肿状物，皮肤温度升高，有明显的疼痛和压痛。

（二）重要体征

在表皮可触及索条状物，开始比较软，表面红，受炎症浸润范围有 0.5～1 厘米宽，但长度不等，炎症消退后，索条状物坚硬。当网形浅静脉受累时，红肿可呈银叉或珠状，拉紧皮肤时更清晰，当局部炎症消散，则出现皮肤色素沉着，开始为棕色，后呈紫褐色。化脓性静脉炎局部疼痛、压痛、红斑和水肿比较重，甚至可以从切口中挤出脓性液体来。

【砭石治疗】（图 75）

（一）用加热砭板在患者静脉发炎部位做温法 30 分钟。

（二）用砭具在病变部位做推揉 10 分钟。

（三）用砭具侧棱在病变的体表做刮法和擦法 10 分钟。但要注意避免损伤皮肤。

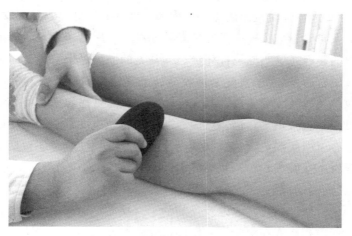

图 75　刮法

【护理与预防】

（一）局部可缠扎弹力绷带或穿医用弹力袜。

（二）如果病变比较严重，可以卧床休息数天。

（三）根据病情，上肢可衬枕，下肢者可抬高床脚 15 厘米。

（四）注意局部保暖，避免血液因受寒而循环滞缓。

（五）清淡饮食，避免辛辣厚味。

（六）禁止烟酒。

妇　科

1. 痛经

凡是月经前、后或在月经期间发生下腹痛或其他不适，以致影响正常的生活或劳动的症状，称痛经。痛经大多在月经来潮的当天出现，也有的在月经来潮前出现。常表现为下腹绞痛，并伴有面色苍白、头痛、恶心呕吐、手脚发凉等。痛经可持续数小时或1～2天，经血流出后才逐渐缓解。痛经不是每个妇女都发生，有的人自青春期头一次月经来潮就痛经，以后每逢来月经都出现严重的痛经，这叫原发性痛经。其常见的原因是子宫过度向后弯曲（子宫后位）、子宫痉挛性收缩、子宫发育不良所引起的不协调收缩，以及营养不良、先天性体质衰弱、贫血等。有些妇女过去月经一直很正常，但偶然因经期受寒、做过度剧烈的运动或劳累，亦可引起痛经，这就叫继发性痛经。继发性痛经还包括子宫内膜炎、盆腔炎、子宫肌瘤等引起的痛经。

【病因病理】

子宫肌肉的过强收缩及伴随的子宫缺血是引起痛经的主要病因，而前列腺素在引起子宫肌肉过强收缩发生痛经中起决定性的作用。其次尚有卵巢分泌因素、宫颈因素、血管加压因素、神经和精神因素等，皆能引起痛经的发生。如经期过度劳累、紧张、寒冷、不注意经期、孕期卫生引发的炎症、过度的人工流产手术或宫腔操作引起粘连炎症、宫内节育器的安放、子宫内膜异位症等皆可作为导致痛经。肥胖与吸烟也常会成为诱发痛经的原因。

本病的发生，中医多责之于情志所伤，起居不慎或六淫为害等，导致冲任瘀阻或寒凝经脉，使气血运行不畅，以致"不通则痛"；或冲任、胞宫失于濡养，不荣而痛。其病位在冲任、胞宫，变化在气血，表现为痛证。

本节仅讨论功能性痛经。

【临床表现与诊断】

（一）典型症状

原发性痛经多发生于月经初潮不久的未婚或未孕的年轻妇女，痉挛性疼痛常在阴道出血发生前数小时出现，在行经第一天疼痛达高峰，持续时间长短不一，数小时或2～3天。疼痛一般位于下腹部，也可放射至背部及大腿部。若为膜性痛经，在排出大块脱落子宫内膜前疼痛加剧，一旦排出，疼痛则迅速减轻。症状一般在年轻时较重，随年龄增大而逐渐减轻。

（二）重要体征

严重时患者面色苍白，四肢发冷，甚至虚脱。

【砭石治疗】（图76）

（一）经前3天内每天用加热砭板在患者小腹及腰骶部位做温法30分钟。

（二）用砭具向下压于小腹正中，作顺时针旋转揉摩10分钟，同时从小腹至脐部反推30～50次。然后在气海、关元各按揉2分钟。

（三）用砭具点按肝俞、膈俞、脾俞、胃俞、肾俞、八髎等穴位，各半分钟。在腰骶处横擦，以热透为度。

（四）按揉章门、期门、血海、地机、三阴交等穴位，每穴半分钟。

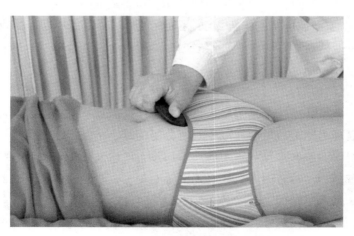

图76　从小腹至脐部反推

【护理与预防】

（一）保持心情舒畅，特别是在月经来潮之前与经期，更要保持良好的心理状态。

（二）注意并讲究经期卫生。

（三）合理调配饮食，不仅要注意饮食的数量，而且要对饮食的软硬、冷热、种类等进行选择。经前期及经期少吃生冷和辛辣等刺激性强的食物。

（四）经期可以适当参加劳动和运动，但要注意运动适度。

（五）养成良好的生活起居规律，增强机体的抗御能力。

（六）要积极治疗慢性疾病。

（七）可喝些热的红糖姜水或采取艾灸三阴交、合谷、子宫等穴位，也会收到良好的效果。

2. 更年期综合征

更年期综合征是指妇女在自然绝经前后或某些原因所引起的卵巢功能衰退而出现精神和神经系统功能紊乱的表现。妇女一般自40岁开始卵巢的内分泌功能逐渐衰退，所以更年期是妇女由生育期到老年期的一个必经的生命阶段，包括绝经前期、绝经期和绝经后期。

【病因病理】

卵巢功能减退是引起更年期综合征临床症状的主要因素，主要表现为卵泡数量明显减少及所分泌的雌、孕激素水平下降，同时对促性腺激素反应不敏感。本病是否发生及其轻重程度，尚与患者精神、神经因素、社会环境等有关。

本病属祖国医学"绝经前后诸证"或"经断前后诸证"范畴。系绝经前后，肾气渐衰，冲任二脉虚衰，加之素体差异及生活环境影响，使阴阳二气不平衡，脏腑气血不协调所致。

【临床表现与诊断】

（一）典型症状

月经变化，周期紊乱，经量减少，经期缩短，甚至突然绝经。精神神经系统功能紊乱如面色潮红，汗多，烦躁不安，失眠，乏力头晕，耳鸣，记忆力减退等。

（二）重要体征

心血管和代谢功能紊乱，如心悸、心动过速或过缓，血压波动性增高；体形肥胖，可有不同程度浮肿；性器官变化，如生殖器开始萎缩，阴道黏膜变薄，易发生阴道炎。

对有不规则出血的患者应及时进行 B 超检查，以排除生殖系统器质性病变。

【砭石治疗】（图 77）

（一）用加热砭板在患者腰骶、小腹部做温法 30 分钟。

（二）用砭具在心俞、肝俞、脾俞、肾俞、命门穴按揉，各 1 分钟。再于腰骶部做横向摩擦，以热透为度。

（三）用砭具在丹田穴附近部位做顺时针环转摩法 10 分钟，然后点按气海、关元、中极、归来等穴位，每穴半分钟。

（四）在前额头部用小砭具做抹法 5 分钟，点按百会、风池、四神聪、听宫等穴，每穴半分钟。

（五）用砭具点按内关、神门、血海、足三里、三阴交、阴陵泉、太溪、太冲、膻中、安眠等穴，每穴半分钟。

（六）在四肢及背部，用砭具做轻微的拍打叩击，治疗结束。

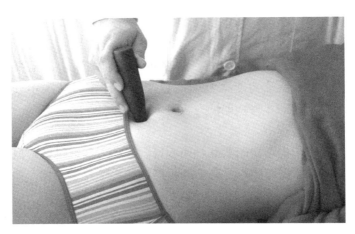

图 77　点按气海穴

【护理与预防】

（一）适当休息，合理安排工作和生活。劳逸结合，适当锻炼。

（二）改善饮食结构，增加蛋白质、维生素、钙等的摄入，少食辛辣及高脂、高糖食物。按时定量定餐，做到合理营养。

（三）稳定情绪，保持乐观、开朗、舒畅的心情，避免一切不良刺激。

儿　科

1. 小儿营养不良

小儿营养不良是摄入的饮食不足或摄入的饮食不能被充分地消化吸收，导致小儿身体发育受到损害的疾病。属于中医"小儿积疳"范畴。

【病因病理】

本病发病原因可分为外因和内因两方面。外因是由于小儿乳食不节，过量食肥甘生冷，伤害了脾胃的受纳运化功能，从而导致积滞内生。内因是由于小儿先天禀赋不足，脾胃虚弱，不能对饮食正常地进行消化吸收。外因和内因经常相互作用，互为因果，可以因积至虚，也可以因虚至积。

【临床表现与诊断】

常见小儿形体消瘦，体重不增而腹部涨满，纳食不香，精神萎靡，睡眠不安，大便带有恶臭；或面色萎黄、㿠白，毛发稀疏枯黄，烦躁不安，啼声低小，四肢不温，发育缓慢，腹部凹陷，大便溏泄。

【砭石治疗】（图 78）

（一）用加热砭板在患儿脾俞、胃俞和中脘做温法 15～30 分钟。

（二）用砭具绕脐作顺时针方向摩腹 5 分钟，以脐周发热为宜。

（三）用砭具点揉足三里、中脘各 2 分钟。

（四）用砭具在患儿的背部督脉和膀胱经部位按揉、刮擦 10 分钟。并配合小儿捏脊的手法治疗。

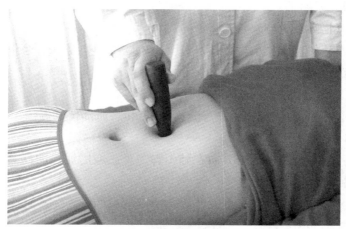

图 78　点揉中脘穴

【护理与预防】

（一）增强营养，补充儿童适宜的维生素和微量元素。

（二）加强体育锻炼，增强体质。

2. 小儿尿频

小儿尿频好发于学龄前儿童，尤以 4～5 岁的儿童为多见。主要表现为每天排尿的次数增加而无尿量增加。排尿次数可以从正常的每天 6～8 次增加至 20～30 次，甚至每小时 10 多次，每次排尿量很少，有时仅几滴。睡眠后则无尿频，常在上床睡觉前、吃饭上课时加重。尿常规检查正常。

【病因病理】

小儿的大脑皮层发育尚未完善，对脊髓初级排尿中枢的抑制功能较差，这是小儿易患本病的内在原因。家庭成员的突然死亡、变换环境（如新入托儿所、幼儿园，上学和住院等）、突然离开父母、害怕打针和考试等导致的紧张或焦虑均易诱发本病。

液体摄入量过多和应用利尿药物，如咖啡因、茶碱类等，也可引起尿频。

【临床表现与诊断】

小儿排尿次数增加，但尿量不增加，发病与紧张、恐惧等心理有密切关系。

【砭石治疗】（图 79）

（一）用加热砭板在患儿丹田部位和腰骶部位做温法 15～30 分钟。

（二）顺经络走行方向在肺、脾、肾三经用加热的砭具做推法各 2 分钟。

（三）用砭具按揉患儿百会、丹田、肾俞、三阴交各 2 分钟。

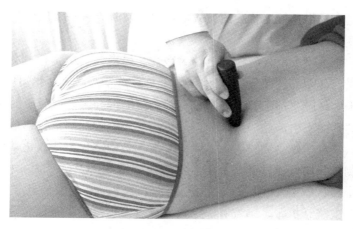

图 79 按揉肾俞穴

【护理与预防】

（一）家长、幼儿园和托儿所的老师应反复告诉孩子，他们是健康的，从而消除患儿不良的心理因素，尿频症状也会很快改善。

（二）避免精神过度紧张，多加安慰，使患儿注意力集中到别的活动上去。

（三）鼓励小儿将两次排尿间隙的时间尽可能延长，并记录每天两次排尿间隙的最长时间，如有进步，可适当给予奖励。

五官科

1. 慢性咽炎

慢性咽炎是咽喉黏膜、黏膜下及淋巴组织的弥漫性炎症，常为上呼吸道感染的一部分，是成年人的常见病和多发病。临床证明，成年人患慢性咽炎者明显较急性咽炎者多，由于病因复杂，有时病程很长且症状顽固，故治疗也颇费时，且易复发。

【病因病理】

急性咽炎反复发作，可转为慢性。患慢性鼻炎、鼻窦炎、鼻息肉、鼻咽部肿瘤等鼻病致鼻通气不畅或鼻塞，长期张口呼吸，使未经鼻腔"加工"过的空气直接刺激咽部黏膜；或鼻腔的脓性分泌物向下引流刺激咽部；口腔牙齿疾病影响咽部；长期烟酒过度；常食辛辣食物；讲话过多；生活环境中空气不洁或化学气体的刺激；均可诱发此病。全身性疾病如消化不良、贫血、便秘、风湿热、痛风、糖尿病、心脏病、肝硬化、肾炎、慢性支气管炎、支气管扩张、肺气肿、结核等患者，咽部常带有致病菌，当身体抵抗力减低时，咽部易受感染。过敏体质的人，对外界气候变化等刺激敏感，易引起炎症反应。

【临床表现与诊断】

（一）典型症状

咽部有异物感，作痒微痛，干燥灼热等；常有黏稠分泌物附于咽后壁不易清除，夜间尤甚，可引起刺激性咳嗽，甚或恶心、呕吐。

（二）重要体征

检查若见咽部黏膜弥漫充血，色暗红，并附有少量黏稠分泌物，为慢性单纯性咽炎。慢性肥厚性咽炎可见黏膜增厚，弥漫充血，或腭弓和软腭边缘增厚，咽后壁有多数颗粒状突起的淋巴滤泡。

【砭石治疗】（图80）

（一）用加热小砭板在患者颈部做温法30分钟。

（二）用砭具在人迎、天突点按，并在敏感压痛点和咽喉部三条侧线（第一条侧线在喉结旁开一分处直下；第三条侧线在喉结旁开一寸半处直下；第二条侧线在第一和第三条侧线中间）处行刮法、摩法，手法要轻快柔和，不可粗暴用力。

（三）用砭具点按风池、风府、肩井、曲池、合谷，以酸胀为度。每穴1分钟。

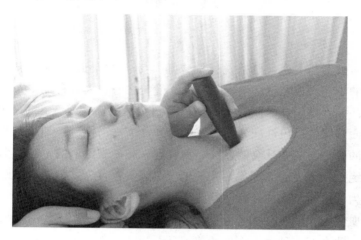

图80　点天突穴

【注意事项】

（一）严禁烟、酒、辛辣。

（二）注意营养。

（三）生活和工作的环境需空气新鲜，通风好。

（四）居室要寒暖适宜。

（五）注意劳逸结合。

（六）戒多言。言多损气，气损致津伤。

（七）注意锻炼，增强体质。

（八）阴虚者，可用生地、沙参、麦冬等分三味；阳虚者，用白扁豆、焦苡仁、山药等分三味，代茶叶泡茶作饮料，天天常饮。

（九）保持情绪稳定，涵养性情。

（十）因本病疗程长，见效缓慢，故对治疗要有信心、恒心和决心。

其 他

1. 美容

长寿与美容，概括说就是"健"与"美"，这是古今中外人们的美好愿望和努力追求的目标。爱美之心，人皆有之，人人都向往和珍惜娇好的面容。诚然，一副俊美的面容是天生就有的，然而要保持面色红润光泽、皮肤有弹性、平滑无皱，却离不开后天的养护。随着社会的发展，美容越来越受到人们的重视。而美容绝不是单纯的面部美容，一个人要想美，首先要健康。中医学认为，气血是人体生命活动的动力和源泉，气为阳，血为阴，气与血阴阳相随，互为资生，互为依存。只有气血旺盛，脏腑调和，才会有一种由内而外的美。砭石疗法不仅有丰富的防病治病经验，同时也包括了美容驻颜、保持青春的宝贵财富。

【砭石手法】（图 81）

（一）用加热砭板置于肾俞、命门部位 20～30 分钟。

（二）用砭具点按太阳、四白、颧髎、下关、阳白、印堂、合谷、曲池、足三里、丰隆、三阴交等穴，每穴 1～2 分钟。

（三）用砭具的尖端点按耳穴：屏间、神门、脑、面颊、心、脾、胃、肾、大肠，每穴 1 分钟。

（四）用砭梳在头部由前向后行刮法 5 分钟。

（五）用小砭板在面部顺肌肉走行方向由内向外行抹法 10 分钟。

（六）用小砭板在面部、颈部行轻微振法 5 分钟。

（七）用砭具沿手足阳明经循行行叩法，结束治疗。

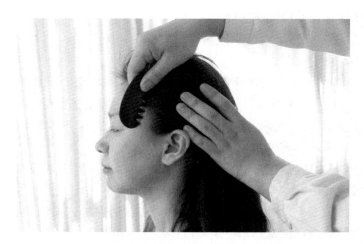

图 81-1　用砭梳在头部由前向后行刮法

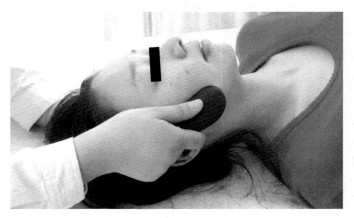

图 81-2　用小砭板在面部由内向外行抹法

【注意事项】

（一）合理的营养是皮肤健美、面色荣润光泽的先决条件，因此，各种营养物质要充足，调配得当。

（二）加强户外锻炼，通过阳光的良好作用和呼吸新鲜空气，增强面部皮肤的代谢功能。

（三）保持乐观健康的情绪。俗话说"笑一笑，十年少；愁一愁，白了头"。

（四）保持充足的睡眠。同时要讲究睡眠姿势，不要俯卧式或侧卧时用手托腮部，这些不良睡姿会使面部皮肤受到挤压，久之使面部失去协调对称，还容易出现皱纹。为了不致形成双下巴，枕头也不宜过高。

（五）适应自然，护肤驻颜。人生活在自然界中，必然受四季气候的影响，尤其是面部长年暴露在外，一方面人们要去适应大自然的变化，另一方面也要加强对皮肤的保护，如涂护肤品、使用防晒霜、戴遮阳帽、戴深色眼镜、使用遮阳伞等等。

（六）洗脸是保护皮肤最起码的要求，也是美容最基本的措施，因为空气中的尘埃、微生物、汗渍、皮脂腺的分泌物以及脱落的角质细胞会污染面部，堵塞毛孔，影响皮肤的呼吸和代谢。《老老恒言》说："晨起先洗面，饭后、午睡后、黄昏后俱当习以为常。面为五脏之华，频洗所以发扬之。"

（七）吸烟会导致皮肤早衰，影响面容，烟草中的尼古丁等有害物质使皮肤血管狭窄，造成皮肤营养障碍，失去弹性和光泽，出现皱纹。另外，吸烟有多次重复的抽、吸动作，会促进口角周围、颏部等皱纹增加。因此要戒烟草。

2. 丰胸

丰胸不但可以保持胸部与乳房的健美，而且对中老年有恢复青春活力的功效，因为通过按摩和刺激乳房，能调整内分泌腺的活动，保持性激素的平衡，帮助中老年妇女能平稳地度过更年期。对于中青年女性来讲，丰满的胸部是健美形体的一个重要组成部分。砭石丰胸一般可自行操作，早醒后或晚睡前在床上进行，坐位卧位均可。

【砭石手法】

（一）用加热小砭板对乳房从下向上行摩法，最好用两块小砭板两侧同时进行，时间 10 分钟。

（二）用砭具点按乳根、天池、膻中、屋翳、膺窗、足三里、梁丘穴，每穴 1~2 分钟。

（三）用砭具侧棱对乳房行刮法 5~10 分钟，方向由下向上。

（四）用砭具对乳房行轻微叩法 5 分钟，结束治疗。

【注意事项】

（一）加强胸部防护，避免外伤。

（二）进行扩胸运动，锻炼胸大肌。

（三）胸罩大小要合适。睡眠时去掉胸罩。

（四）加强营养，合理膳食。

（五）定期进行乳腺检查，有病及时就医。

（六）慎行丰胸术。

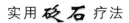实用砭石疗法

[附录]

新砭镰治疗神经根型颈椎病 109 例
临床疗效观察[①]

谷世喆[②]　衣华强[③]　谢衡辉　耿引循　张维波

【摘要】目的：探讨新砭镰治疗神经根型颈椎病的临床疗效。**方法**：本研究采用随机对照的方法，将符合纳入标准的患者分为试验组（109 例）和对照组（108 例）。试验组采用新砭镰疗法，对照组采用常规针灸方法。**结果**：在镇痛疗效方面试验组显效 40 例，有效 47 例，无效 22 例；对照组显效 31 例，有效 50 例，无效 27 例。经检验，两组在镇痛方面无差别。在综合疗效方面，试验组治愈 53 例，好转 54 例，无效 2 例；对照组治愈 25 例，好转 81 例，无效 2 例。经检验，$P<0.01$，说明两组在综合疗效方面有显著性差异。**结论**：通过临床观察，新砭镰有安全、稳定、无副作用、操作简便、患者痛苦少、依从性强等优点，值得在临床、家庭保健方面推广应用。

新砭镰也称为复合功能新砭镰，是根据商代墓葬中出土的医疗工具——砭镰，并结合多种砭具而发明的一种新型复合砭具，已申请国家实用新型专利（专利申请号：01278663．2）。新砭镰的石体部分使用了经过严格检测的泗滨浮石材料，这种材料具有

① 2002 年国家中医药管理局百项诊疗技术课题
② 北京中医药大学针灸学院　邮编：100029
③ 山东中医药大学针灸推拿学院　邮编：250014

微晶结构、超远红外波和最适宜人体的超声波脉冲，它兼备了按摩和理疗的双重作用。我们从 2002～2005 年在临床上观察了新砭镰对神经根型颈椎病的疗效，现总结如下：

1 临床资料

1.1 诊断标准

依据参照中华人民共和国中医药行业标准（ZY/T001.9－94）确定诊断标准。

1.2 纳入标准

①符合前述疾病或证候诊断标准。②年龄在 18 岁以上和 65 岁以下的患者，性别不限。③符合所研究诊疗技术适应症的要求。④患者应在签署知情同意书的条件下被纳入研究。

1.3 排除标准

①不符合上述诊断标准和纳入标准者。②已接受其他有关治疗，并可能影响本研究的效应指标观测者。③合并有心脑血管、肝、肾和造血系统等严重危及生命的原发性疾病以及精神病患者。④某些特征人群如年龄在 18 岁以下或 65 岁以上的患者，以及妊娠或哺乳期患者等。⑤与具体研究病种有关的其他需排除的因素。

1.4 一般资料

我们将门诊患者（符合纳入标准者）按就诊顺序先后，按照每人获得信封的信息随机分组。经统计学分析，两组在性别、年龄、病情轻重等方面无显著性差异（P＞0.05），具有可比性。

表 1 两组患者一般资料比较

组别	例数	性别		年龄		病情轻重		
		男	女	最小	最大	轻	中	重
治疗组	109	36	73	20	65	21	80	8
对照组	108	48	60	25	65	27	77	4

2 治疗方法

2.1 治疗组（新砭镰组）

颈项部：自风府、风池水平向下施以推、刮法，力量由轻渐重，大面积实施手法 5 分钟后，重点沿督脉、足太阳膀胱经、足少阳胆经推、刮，以推法配合点揉颈夹脊穴、百劳、大杼、风门、肩中俞以及肩胛内上角，每穴 1 分钟。

肩部：大面积广泛推、刮 5 分钟后，着重点揉肩井、天髎、曲垣、肩外俞、天宗，每穴 1 分钟。

上肢：先施以由上至下的推、擦法 5 分钟后，根据经络辨证，病痛或麻木以桡侧为主者，取手太阴及手阳明经穴位肩髃、臂臑、天府、侠白、手五里、手三里、孔最、合谷、鱼际穴施以点、压、揉等手法；病痛或麻木感位于上肢中间者，取手厥阴、手少阳经穴位肩髎、臑会、天井、曲泽、支沟、阳池穴；病痛或麻木感以尺侧为主者，取手少阴、手太阳经穴位青灵、支正、阳谷及上臂肱二头肌尺侧中点，力量以患者能忍受为度，手部重点点揉劳宫、中冲、关冲穴，每穴点揉 1 分钟。最后从颈项至肩及上肢施以拍法或剁法以调理气血。治疗时间每次 20～30 分钟，隔天一次，共治疗 10 次，周期为 20 天。

2.2 对照组（针灸组）

按经络辨证选取相应穴位，天柱、颈百劳、颈夹脊穴、肩井、天宗穴以及局部阿是穴等等。肩部至腕部疼痛或麻木以桡侧为主者，取手太阴及手阳明经穴位肩髃、臂臑、尺泽、曲池、手三里、孔最；病痛或麻木感位于上肢中间者，取手厥阴、手少阳经穴位肩髎、臑会、天井、曲泽、支沟、内关、外关、阳池；病痛或麻木以尺侧为主者，取手少阴、手太阳经穴位青灵、上臂肱二头肌尺侧中点、支正、阳谷。肩部至腕部根据疼痛麻木的部位每次选穴 4～6 个，局部症状加剧者配合阿是穴。

所用针具选自苏州环球针灸医疗器械有限公司生产的环球牌一次性无菌针灸针,规格为 0.25×40 毫米。具体操作:对穴位进行常规消毒,进针得气后留针 30 分钟,中间行针一次。疗程:隔天一次,共治疗 10 次,周期为 20 天。

3 疗效观察

3.1 疗效标准

镇痛效果标准 参照《临床疼痛治疗学》修订版(天津科学技术出版社)

镇痛评分计算公式＝(治疗前疼痛分数—治疗后疼痛分数)/治疗前疼痛分数×100%

显效:镇痛评分≥60%

有效:镇痛评分 30%～60%

无效:镇痛评分≤30%

综合疗效评定标准参照中华人民共和国中医药行业标准 ZY/T001.9—94

治愈:临床症状消失,肌力正常,颈、肢体功能恢复正常,能参加正常劳动和工作。

好转:临床症状减轻,颈、肩背疼痛、麻木减轻,颈、肢体功能改善。

未愈:症状无改善。

3.2 治疗结果

表 2 两组镇痛疗效情况比较

组别	例数	显效	有效	无效	总有效率(%)
治疗组	109	40 (36.70)	47 (43.12)	22 (20.18)	79.82
对照组	108	31 (28.70)	50 (46.30)	27 (25)	75

表 2 可知,在镇痛方面,两组比较 P＞0.05,说明两组在镇

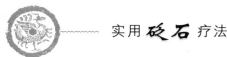

痛方面无差别。

表3　两组综合疗效情况比较

组别	例数	治愈	好转	未愈	总有效率（%）
治疗组	109	53（48.62）	54（49.54）	2（1.83）	98.17
对照组	108	25（23.15）	81（75）	2（1.85）	98.15

由表3可知，在综合疗效方面，两组比较 $P < 0.01$，说明两组在综合疗效方面，有显著性差异。

【讨论】

砭石疗法是重要的外治法，民间一直在应用砭石治疗各种内外科疾病。砭石疗法始见于马王堆汉墓出土的帛书，《脉法》云："用砭启脉…"。《内经》中有大量砭石疗法的内容，如《素问·异法方宜论》即云："东方之域……其病皆为痈疡，其治宜砭石，故砭石者亦从东方来。"

20世纪70年代以后发现，山东泗滨浮石具有特殊的微晶结构、8～15微米以上的远红外辐射，在摩擦时可发出超声波脉冲，而且经各种放射性检验证明安全无害，是适宜外用的佳石。随着砭石疗法的恢复，一些新砭具也应运而生，新砭镰就是其中之一。

神经根型颈椎病属于中医学"痹证"的范畴，多因劳累或外力伤害，而使局部气血阻滞不通而引起。针对本病的特点，我们采用了"行气活血，通经止痛"的治疗方法以达到"通则不痛"的目的。通过运用新砭镰施以各种手法，对穴位进行刺激以疏通经脉，从而达到治疗目的。从现代医学观点看，新砭镰在摩擦后产生的超声波和其本身超远红外波可以缓解局部肌肉和韧带的紧张，消除神经根周围的炎症和水肿，改善损伤组织周围的血液循环，有利于症状的改善，从而达到治疗疾病的目的。

　　通过临床观察，新砭镰有安全、稳定、无副作用、操作简便、患者痛苦少、依从性强等优点，值得在临床、家庭保健方面推广应用。

附

录

砭 石 与 刮 痧 疗 法

中国中医药报社　王　敬

一、砭石疗法是中国最古老的治病方法

大约在旧石器时代，中国的古人就已经会用砭石治病了。《山海经·东山经》："高氏之山，其上多玉，其下多箴石"。宋朝罗泌《路史》载原始社会酋长太昊伏羲氏"尝草制砭，以治民疾"。距今两千多年以前的古书中，常有砭石的记载。如《左传·襄公二十三年》（公元前 550 年）中就有"美疢不如恶石"的记载。汉代服虔注曰："石，砭石也"。

二、砭石疗法与针刺疗法相同乃历史之误

直到西汉还有有关砭石即其使用的记载，可到了东汉以后，史书、医籍已罕有砭石术的记载了。医家、学者对砭石范畴的认识已很狭隘，对其注解亦充满了推断与臆测，认为砭石即石针者占多数。相关论述见于东汉许慎《说文解字》的记载："砭，以石刺病也"。南北朝全元起注之曰："砭石者，是古外治之法，有三名，一针石，二砭石，三镵石，其实一也。古来未能铸铁，故用石为针"。又有唐朝王冰注曰："古者以砭石为针，故不举九针，但言砭石尔"。唐代颜师古注《汉书·艺文志》云："医经者……用度箴石汤火所施"。又言："石，谓砭石，即石箴也。古者攻病则有砭，今其术绝矣"。以上是将砭石解释为石针的比较有代表性的观点，他们大多认为砭石即石针，其后被金属针代替而

不复存在，这种"其术（砭石）已绝矣"的观点一直影响到近代社会。如中华民国中医名家谢利恒先生编撰近代中医药辞书《中国医学大辞典》将砭石解释为"石锋之可代针刺者"。1995年华夏出版社出版的《新编针灸大辞典》将砭石解释为"用以砭刺患部治疗各种疼痛和排脓、放血等"的工具。尽管此类言论颇多，在整个学术界也占有主导地位，但是这种认识仍然存在狭隘、模糊的一面，甚至是自相矛盾的。

三、砭石疗法是一种有别于针刺疗法的独特外治法

1. **文献引证**　砭石与针刺本来就是两种疗法，且来源、适应症均不同。《素问·异法方宜论》说得非常清楚明白"故东方之域，……其民食鱼而嗜咸，皆安其处，美其食。鱼者使人热中，盐者胜血，故……其病皆为痈疡，其治宜砭石。故砭石者，亦从东方来。西方者，……其民陵居而多风，……其民华食而脂肥，故邪不能伤其体，其病生于内，其治宜毒药。故毒药者，亦从西方来。北方者，……其民乐野处而乳食，藏寒生满病，其治宜灸焫。故灸焫者，亦从北方来。南方者，……其民嗜酸而食胕，故其民皆致理而赤色，其病挛痹，其治宜微针。故九针者，亦从南方来。中央者，……其民食杂而不劳，故其病多痿厥寒热，其治宜导引按蹻。故导引按蹻者，亦从中央出也。""故圣人杂合以治，各得其所宜。故治所以异而病皆愈者，得病之情，知治之大体也。"上述论述把砭石与微针（九针）及药、灸、导引的来源、功用、区分说得如此清楚，还进一步强调高明的医生（圣人）高明之处就在于能掌握以上不同的治疗方法，根据不同的病情而灵活运用（砭石、毒药、灸焫、微针与导引按蹻）。而且《黄帝内经》还特意强调"毒药（指药物）"是内治法，砭石、灸焫、微针（九针）是外治法。正如《素问·汤液醪醴论》所说："毒药攻其中，镵石、针、艾治其外也"。

实用**砭石**疗法

在论述针刺疗法的名著《灵枢》开篇《灵枢·九针十二原第一》篇中详细介绍了九种针具的名称、手法等内容，将微针（九针）与毒药、砭石区分得非常清楚，明确地的说明微针（九针）与毒药、砭石是不同的疗法。"余欲勿使被毒药，无用砭石，欲以微针通其经脉，调其血气"，宋代沈括《良方·自序》中曰："古之治疾者，……或药、或火、或刺、或砭、或汤、或液。"。不仅如此，《黄帝内经》还有一段精彩对话，论述虽治同一种病，但因其病机不同而选择针刺与砭石也不相同。《素问·病能论》曰："帝曰：善。有病颈痈者，或石治之，或针灸治之，而皆已，其真安在？岐伯曰：此同名异等者也。夫痈气之息者，宜以针开除去之；夫气盛血聚者，宜石而泻之。此所谓同病异治也。"

砭石提及在《黄帝内经》等典籍中多有记载。如《灵枢·玉版》曰："故其已成脓血者，其惟砭石铍锋之所取也"。《灵枢·痈疽第八十一》中提到："发于腋下赤坚者，名曰米疽，治之以砭石，欲细而长，疏砭之"；"发于膝，名曰疵痈。其状大痈，色不变，寒热，如坚石，勿石，石之者死，须其柔，乃石之者生"；"发于内踝，名曰走缓，其状痈也，色不变，数石其输，而止其寒热，不死"。马王堆汉墓《帛书》中言："以碧（砭）启脉"。《管子·法法》中言："座睢（疽）之砭石"。《韩非子·外储说右上》中言："夫痤疽之痛也，非刺骨髓则烦心不可支也，非如是不能使人以寸半砭石弹之。"

在西汉前后的古籍中常将微针与砭石疗法并列相提，这不仅说明当时微针与砭石是非常常用的治疗方法，还说明当时针刺与砭石疗法常配合使用。如《素问·移精变气论》曰："今世治病，毒药治其内，针石治其外"。《灵枢·九针论第七十八》曰："病生于脉，治之以灸刺。病生于肉，治之以针石"。《史记·扁鹊仓公列传》记载：扁鹊治虢国太子病时"扁鹊乃使弟子子阳厉针、砥石"。扁鹊在诊断齐恒侯病时说："在血脉，针石之所及也。"

针石相提并论与现代针灸相提并论一样。但如果现今有人因为针灸相提并论就说针即是灸，灸即是针，那将是滑天下之大稽了。

2. **考古引证**　从考古发掘的情况看，砭石的形状不是单一的，其作用既可刺血、排脓，也可割切、按摩、热熨，因其形状不一，其作用亦可异。如1963年，在内蒙古多伦多旗头道洼新石器时代遗址出土的一枚砭石，长4.5cm，一端扁平呈半圆形刀状，可用于切开痈肿，另一端呈锥状，可用作针刺，中间的把柄为四棱形。河南新郑县韩城遗址也出土过一枚砭石，一端卵圆，可用于按摩，另一端呈三棱形，可用以放血，似是"圆针"和"锋针"两种针具的结合体。四川出土的砭具后端呈手柄状，便于手持，前端尖锐，头部圆滑，能对人体皮肌和穴位进行刮、按、点等手法。2003年《中国国家地理》杂志刊登了一篇名为《罕见的收藏》的文章，其中记载的一枚被专家称为"典型针砭"的砭石与现代刮痧板非常相似。

四、刮痧疗法是砭石疗法在当今的主要存在形式

砭石与刮痧的关系有点像金庸小说中华山剑中气宗与剑宗的关系一样，一体两支。

砭石疗法在中医经典《黄帝内经》中被列为五大疗法（砭石、毒药、灸焫、微针与导引按硚）之一，其他四种疗法经过沧海桑田流传至今，惟独砭石疗法到东汉以后就难以找到确切的发展轨迹，以致针石混淆，到了唐代甚至有人认为"其术绝矣"。

砭石疗法未能像药、灸、针、导引那样得到历代医家的发展与完善是不争的事实，也颇令人感到遗憾。砭石形状各异，从文献记载和砭石的构造分析，砭石的功能涵盖刺血、放血、排脓、按摩、热熨、点穴、刮拭等诸多方面。《黄帝内经》以后，砭石疗法并没有绝迹，而是以多种形态在民间流传，如以石材、木材等为原材料配合或替代手进行按摩。在余朋千主编的《中医非药物疗法》中记载有四川名中医郭氏的"砭木疗法",其工具有十字架式、槌式、棒式、蛋式、滚筒式、梳式、斧式等,手法也有按法、摩法、滚法、擦法、击法、梳法、拨法、揉法、搓法、点法、振法、抹法等,郭氏称其砭木疗法具有综合按摩与针刺疗法结合的优势。如今,在桑拿按摩院中还能发现砭石热熨法另一种存在形式——以小粒麦饭石 1Kg 装入一布袋中,经微波炉加热后置于宾客的腰部、腹部、膝关节等处进行热熨。

在中国民间,流传最广、群众最能接受的保健方法应该就要数从古代砭石疗法基础上发展起来的刮痧疗法了。长期以来,古代刮痧疗法在民间薪火相传,沿用不衰。我国古代,刮痧工具五花八门,有木制、竹制者,亦有用汤匙、碗边、铜钱、贝壳等替代品进行操作的。该法主要用于治疗痧病及中暑、感冒、腹泻等病症。发展到现代,刮痧疗法主要用水牛角和玉石为原材料制成形状各异的刮痧板,治疗病种也不再局限于传统的中暑、感冒等小毛病,刮痧的适用范围已经拓展到内科、外科、妇科、儿科、男科、伤科、皮肤科、眼科、耳鼻喉科、肿瘤科的 400 余种疾病,疗效非常显著。笔者十余年来从事刮痧之研究与教学、治疗,深感源于《黄帝内经》砭石刮痧疗法的高深与奇效,《史记·扁鹊仓公列传》中记载扁鹊用针石治虢国太子,并使其"起死回生"的故事并非虚构。只有学习了砭石及刮痧疗法之精华才能体会其中神妙。

以上主要内容发表于(砭石与针刺是一回事吗?《中国中医药报》2005 年 1 月 10 日 7 版)

常见腧穴主治分布图

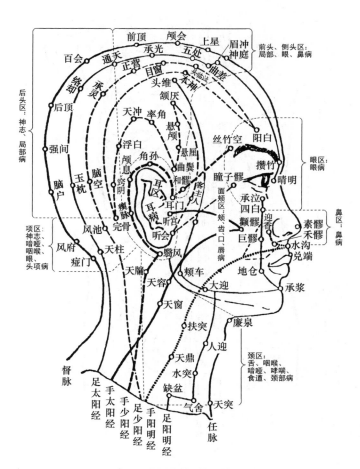

图33　头面颈部主治分布图

附录

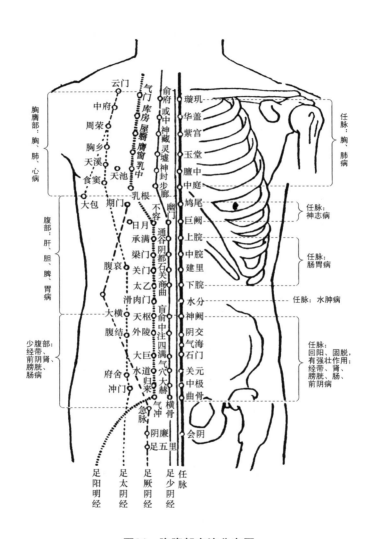

图34　胸腹部主治分布图

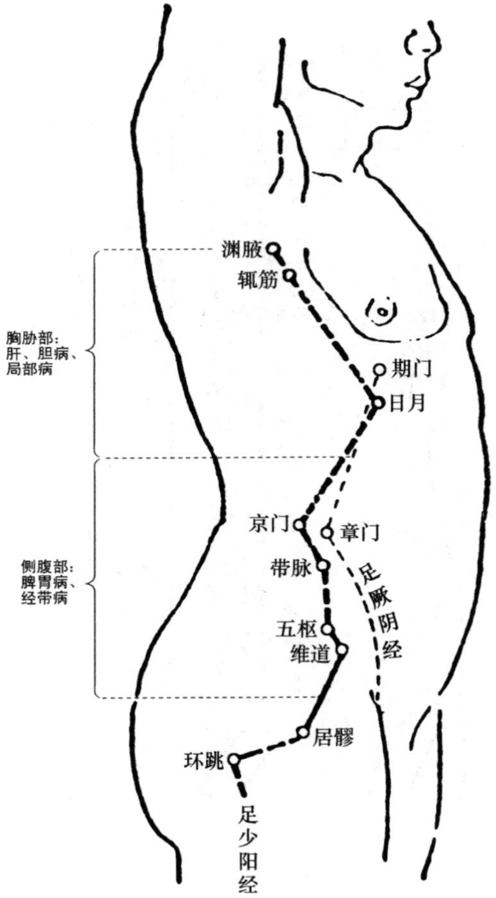

渊腋

辄筋

期门

日月

胸胁部:
肝、胆病、
局部病

京门　章门

带脉

足厥阴经

侧腹部:
脾胃病、
经带病

五枢

维道

居髎

环跳

足少阳经

图35　肋部主治分布图

附录

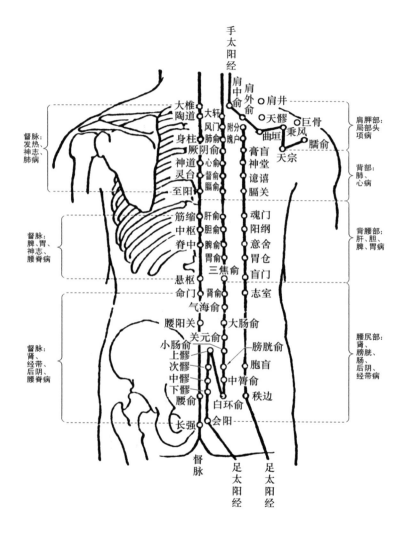

图36　肩背腰骶部主治分布图

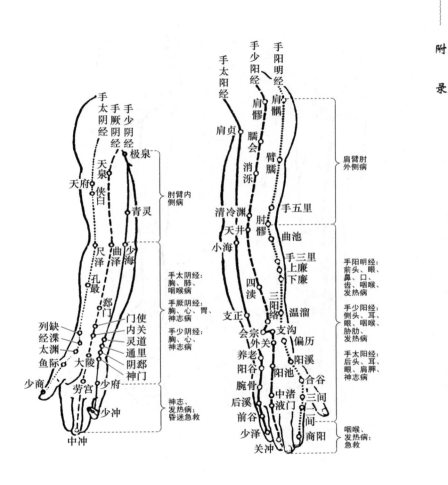

图37 上肢部主治分布图

附

录

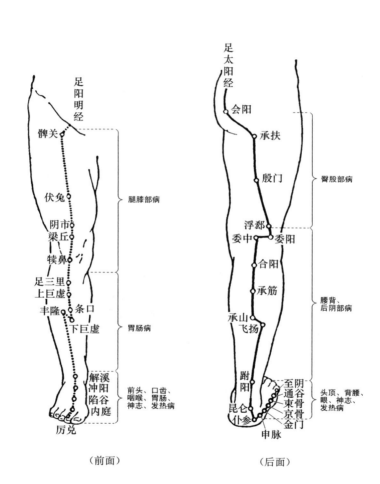

图38 下肢部主治分布图（前后）

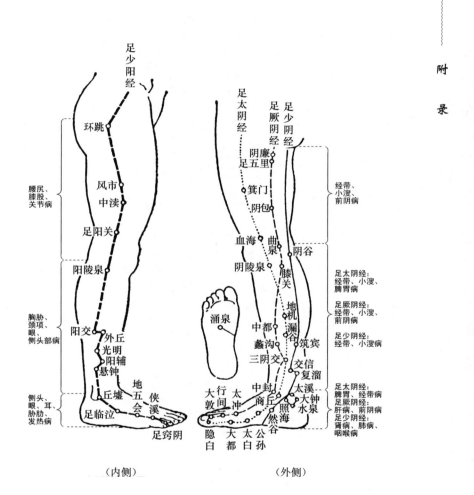

足少阳经

环跳

风市
中渎

足阳关

阳陵泉

阳交
外丘
光明
阳辅
悬钟
地
五
会
丘墟
足临泣
侠溪

足窍阴

（内侧）

腰尻、
膝股、
关节病

胸胁、
颈项、
眼、
侧头部病

侧头、
眼、耳、
胁肋、
发热病

足太阴经

足厥阴经

足少阴经

阴廉
足五里

箕门

阴包

血海   曲泉
阴陵泉   阴谷

膝关

地机
中都   漏谷   筑宾
蠡沟
三阴交   交信
复溜
中封   太溪
商丘   大钟
涌泉   照海   水泉
然谷
大行   太
间   冲
敦   公
隐   大   太   孙
白   都   白

（外侧）

经带、
小溲、
前阴病

足太阴经：
经带、小溲、
脾胃病

足厥阴经：
经带、小溲、
前阴病

足少阴经：
经带、小溲病

足太阴经：
脾胃、经带病
足厥阴经：
肝病、前阴病
足少阴经：
肾病、肺病、
咽喉病

图39 下肢部主治分布图（内外）

217